LES CITOYENS ONT LE DROIT DE SAVOIR

DE LA MÊME AUTRICE

Gouverner l'imprévisible. Pandémie grippale, SRAS, crises sanitaires, EM Inter, 2009.

Anne-Claude Crémieux
avec la collaboration de Pierre Haroche

Les citoyens ont le droit de savoir

Covid-19, pandémies et crises sanitaires

Fayard

Couverture : Le Petit Atelier
Photo de couverture : © Julie Ansiau

ISBN : 978-2-213-72209-2

Dépôt légal : octobre 2022

Aux équipes soignantes du monde entier

Introduction

L'objectif de ce livre est d'éclairer le public sur ce qu'il a vécu durant la crise du Covid et de le préparer à mieux affronter les prochaines crises sanitaires, à travers une trentaine de questions simples qu'il s'est posées tout au long de cette pandémie ; de lui expliquer ce que l'on sait et ce que l'on ne sait pas, mais aussi ce que l'on a appris au cours de cette crise.

*

Jeune médecin, je me suis orientée vers les maladies infectieuses, car j'étais fascinée par l'efficacité des antibiotiques qui permettaient de guérir en quelques jours des infections sévères. Un séjour au Pérou, pendant mon externat en 1975, durant lequel j'ai travaillé un an dans la forêt amazonienne en tenant un poste de santé, a renforcé ma vocation : les antibiotiques sauvaient les enfants atteints de pleurésies purulentes, les femmes qui mouraient d'infections après une césarienne, dans ces régions du monde où les maladies infectieuses étaient encore la première cause de mortalité. À la fin des années 1970, nous pensions que nous avions les armes pour guérir et que la science nous permettrait de vaincre rapidement ces maladies.

En 1981, l'apparition des premiers cas de sida a brutalement mis fin à cette illusion. Les trois services de maladies infectieuses de l'hôpital Claude-Bernard à Paris, où j'effectuais mon internat, se sont remplis de patients atteints de ce virus pour lequel nous n'avions pas de traitement efficace. Nous avons réalisé que nous disposions de beaucoup d'antibiotiques, mais qu'il n'existait pratiquement aucun médicament actif sur les virus. C'est notre impuissance à guérir ces patients qui m'a poussée vers la prévention des maladies infectieuses : prévention du sida et des infections sexuellement transmissibles, prévention de la résistance aux antibiotiques pour préserver des médicaments indispensables. Informer le public sur les risques, pour qu'il puisse se protéger. Je me rappelle m'être souvent fait la réflexion que si je pensais détenir une nouvelle donnée scientifique qui aiderait les personnes à mieux évaluer les risques qu'elles prenaient ou à mieux se protéger, elle devait être rendue publique. Même si elle n'était pas politiquement correcte. Il ne peut pas y avoir de filtre aux informations scientifiques quand elles permettent de protéger la population.

C'est en 2003 que je me suis intéressée aux crises sanitaires, car, en raison de mon expertise sur la prévention du sida et les maladies infectieuses, j'ai eu l'occasion de travailler dans des cabinets ministériels au moment du SRAS, de la canicule et de la grippe aviaire. C'est cette expérience qui m'a fait comprendre que ces crises sanitaires modernes pouvaient bouleverser la société, mais aussi désarçonner le public, les scientifiques et les gouvernants confrontés à un phénomène totalement imprévisible. J'en ai tiré une conviction. Pour aider le public à faire face à cette incertitude, la meilleure arme, c'est l'information ; c'est de l'éclairer sur ce qu'il vit, de mettre à sa disposition les connaissances scientifiques qui évoluent sans cesse, d'expliquer ce que l'on sait, mais aussi ce que l'on ignore.

La crise du Covid-19 m'en a donné l'occasion. Je n'étais plus du côté des décideurs comme en 2003, j'étais une scientifique indépendante qui pouvait interagir directement et librement avec le public. Cette position privilégiée m'a permis de m'exprimer sans filtre, ce que j'ai apprécié, ayant connu la réserve qui s'impose légitimement lorsque l'on appartient à un cabinet ministériel ou à une administration.

*

Pendant cette crise d'une longueur exceptionnelle, due à une pandémie que personne n'aurait imaginé vivre, y compris nous autres infectiologues, pourtant avertis du danger, j'ai beaucoup appris. Et avant tout, ce que je retiendrai, c'est la reconnaissance très touchante des gens qui viennent vous remercier de leur avoir expliqué ce qu'il se passe. Et aussi les mots qu'ont prononcés à plusieurs reprises les personnes qui m'arrêtaient dans la rue pour me parler de mes interventions dans les médias. « Même quand vous nous annonciez des mauvaises nouvelles, vous nous rassuriez. » *L'information et la vérité rassurent, même quand elles sont inquiétantes. Comprendre ce qui arrive remonte le moral et permet de mieux faire face aux dangers, de mieux se protéger.* Les mêmes expressions avaient été utilisées par mes collègues médecins submergés par la première vague du Covid en 2020, à qui j'envoyais un résumé des nouvelles publications scientifiques trois fois par semaine. « Vous nous remontiez le moral et nous permettiez de lever la tête du guidon. »

C'est ce qui m'a donné envie d'écrire ce livre. Dire la vérité. La vérité dans le sens noble du terme, non pas celui usurpé par les complotistes.

Dire la vérité, c'est parier sur l'intelligence de la population, car la population est partie prenante de la gestion de crise et on peut s'appuyer sur son intelligence collective. Les gens sont intelligents, ils ne paniquent pas si on leur dit la vérité. Ils sont capables d'adapter leur comportement en fonction de l'évolution de la situation, et même de faire de gros efforts s'ils comprennent pourquoi.

Les jeunes ne sont pas irresponsables et négligents face au risque, comme on l'a souvent dit.

Les démocraties ne sont pas plus faibles que les régimes autoritaires.

Il ne faut pas craindre de porter les débats sur la place publique, d'informer le public. Il ne faut pas occulter des informations (en apparence trop complexes), mais au contraire donner des clés pour mieux les comprendre. Il faut admettre les limites de la science et de sa capacité à prévoir l'évolution d'un nouveau virus. Il faut expliquer que les connaissances évoluent, que la vérité d'hier peut ne pas être celle de demain et que cette contradiction apparente, loin d'être un recul, est en fait un signe de progrès. Il ne faut pas voiler les débats contradictoires entre experts qui font progresser la démocratie sanitaire.

Dire la vérité, c'est montrer que beaucoup d'erreurs ont été faites en France et ailleurs, par des dirigeants persuadés du contraire. Beaucoup d'entre eux ont adopté une approche diamétralement inverse à celle défendue dans ce livre : pour eux, il faut « protéger » les citoyens en faisant écran entre eux et la crise, et en filtrant l'information. Les citoyens paniquent facilement, pensent-ils. Il faut leur cacher la vérité. Les gens sont irrationnels, ils ne savent pas s'adapter à une crise qui exige des efforts de leur part. D'ailleurs, en démocratie, les gens ne sont pas capables d'accepter la contrainte, même si elle est justifiée d'un point de vue sanitaire. Ils préfèrent se tourner vers le complotisme et les fausses informations. Il faut donc éviter le débat public qui est anxiogène.

Mais dire la vérité, c'est aussi admettre que le dernier mot revient au politique et donc au citoyen, seul à même d'arbitrer entre des coûts de natures différentes (santé, économie, liberté, etc.).

Ce livre arrive à un moment où le public se pose encore beaucoup de questions.

Le vaccin est-il efficace ou le discours des antivaccins est-il fondé ?

Va-t-on s'en sortir définitivement ?

Ce livre, c'est aussi le message, très optimiste, que je veux transmettre sur la science et les hommes. La science gagne du terrain jour après jour sur ce virus. Si nous ne savons pas tout aujourd'hui, cette crise nous fait progresser de façon spectaculaire sur les vaccins, sur la compréhension des pandémies et des maladies infectieuses, sur l'homme aussi, dont la crise a redémontré l'incroyable capacité d'adaptation.

Ce livre, enfin, vise à rassurer les lecteurs sur leur capacité à faire face à l'incertitude et à une telle crise; à les inviter à faire confiance à leur bon sens. À leur dire que nous gagnerons cette guerre contre le virus grâce à la science et à l'homme.

I. PANDÉMIES, SCIENCE ET SOCIÉTÉS

Le Covid a entraîné la plus grave crise que nous ayons connue en temps de paix depuis plus d'un siècle. Celle-ci a mis à l'arrêt pendant plusieurs semaines l'activité économique et sociale de l'ensemble de la planète, a infecté plus de 560 millions de personnes et a été à l'origine de plus de 6 millions de décès. Son coût pourrait atteindre 12 000 milliards de dollars. Le bilan humain pourrait s'avérer beaucoup plus lourd, allant jusqu'à 15 millions de décès entre janvier 2020 et décembre 2021 selon les estimations de l'OMS[1].

Cette crise a fait découvrir de façon brutale à la population, et à ceux qui la gouvernent, la vulnérabilité du monde moderne face aux maladies infectieuses, vulnérabilité qui paraissait impensable en raison des progrès technologiques et médicaux.

Cette pandémie n'est pourtant pas la première du XXIe siècle. Elle a été précédée par le SRAS de 2003, la pandémie grippale de 2009, et plusieurs épidémies importantes dues au virus Ebola en Afrique de l'Ouest, fin 2013-2014, et au virus Zika au Brésil, en 2015. À chaque fois, un virus venant du monde animal arrive à franchir la barrière d'espèces. Ces « zoonoses » sont de plus en plus fréquentes et menacent la santé humaine. Nous ne sommes capables ni de les prévenir ni de les prévoir.

Mais, dans le même temps, la réponse scientifique à ces pandémies s'est accélérée de façon vraiment spectaculaire, grâce à la mondialisation des connaissances et aux progrès technologiques. Pour la première fois dans l'histoire, on a pu décrypter le phénomène des vagues pandémiques, ce qui constitue une rupture par rapport aux épisodes précédents. Et pourtant, trois ans après l'apparition du Covid-19, il faut concéder que l'avenir reste imprévisible. Le virus demeure « maître du temps ». Et si la science sait de mieux en mieux comprendre le virus pandémique, elle serait incapable de fabriquer un micro-organisme aussi sophistiqué, comme l'ont admis les services secrets américains.

C'est ce contraste entre la fragilité accrue des sociétés modernes et une science de plus en plus performante, mais qui mesure aussi mieux son ignorance, qui caractérise ces crises récentes.

1. Pourquoi sommes-nous plus vulnérables aux épidémies aujourd'hui qu'hier ?

Le rôle des maladies infectieuses dans l'histoire

Les maladies infectieuses et les épidémies ont joué un rôle majeur dans l'histoire de l'humanité, représentant la plus grande cause de mortalité jusqu'au XXe siècle. Elles ont aussi constitué de puissantes forces de déstabilisation sociale, économique et politique. L'épidémie de peste noire, qui reste très présente dans l'imaginaire collectif, a décimé la population européenne, qui a diminué de deux tiers entre 1347 et 1400. La grippe espagnole de 1918 a quant à elle entraîné un rebond considérable de la mortalité liée aux maladies infectieuses aux États-Unis et en Europe, alors même que celle-ci était en phase de déclin grâce aux progrès de l'hygiène.

La découverte des antibiotiques en 1940, médicaments remarquablement efficaces contre les infections bactériennes, a été vécue comme un miracle thérapeutique. Quelques grammes de pénicilline permettaient de sauver des soldats atteints de gangrène gazeuse et des malades souffrant de pneumonies mortelles, ou d'éviter les séquelles de la syphilis, infection très répandue à l'époque.

J'ai été interne en médecine pendant les années 1980, qui ont été véritablement l'âge d'or des antibiotiques. On en découvrait tous les ans de nouvelles « familles ». L'efficacité de ces médicaments qui permettaient de faire tomber la fièvre en vingt-quatre heures chez la plupart des patients souffrant d'infections bactériennes n'avait pas d'équivalent en médecine. Les bactéries résistantes aux antibiotiques commençaient déjà à poser des problèmes dans les services de réanimation, mais l'innovation médicale allait plus vite que la résistance bactérienne et paraissait illimitée.

La mortalité liée aux maladies infectieuses a chuté dans les pays à revenus élevés dans la seconde moitié du XXe siècle, grâce aux effets conjugués de l'hygiène, des vaccins et des antibiotiques. Les maladies cardiovasculaires, le cancer et les pathologies chroniques, liés au vieillissement de la population, sont devenus prédominants[2] et l'industrie pharmaceutique a progressivement réorienté sa recherche vers le traitement de ces pathologies. Une partie des scientifiques pensaient que l'on « pouvait définitivement fermer les traités de maladies infectieuses », pour reprendre l'expression employée en 1967 aux États-Unis par William H. Stewart, le directeur de la santé publique[3]. « Nous avons pratiquement éradiqué les infections des États-Unis », ajoutait-il. À Paris, la fermeture de l'hôpital Claude-Bernard, édifié à la fin du XIXe siècle (1884) aux portes de la capitale pour faire face à une épidémie de choléra, a également été décidée en 1970. Les anciens pavillons servant à isoler les patients avaient perdu leur utilité en raison de la disparition de la variole et de la diphtérie grâce à la vaccination.

En 1981, l'apparition des premiers cas de sida liés au virus de l'immunodéficience humaine (VIH) a mis brutalement fin à l'illusion du contrôle des maladies infectieuses par l'homme. L'hôpital Claude-Bernard s'est à nouveau rempli de patients, souvent très jeunes, qui mouraient faute de traitement efficace, rappelant l'ère pré-antibiotique. Mais, au début de l'épidémie, peu de personnes se sentaient concernées par cette infection à transmission sexuelle et sanguine, qui touchait principalement les homosexuels et les hémophiles. Sa diffusion semblait assez limitée en raison de la longue durée de la phase asymptomatique de la maladie, qui faisait à tort parler de « porteurs sains » du virus. Il allait falloir des années pour que l'ampleur de la pandémie mondiale se révèle[4].

C'est la brutalité de l'épidémie de SRAS en 2003 – due à un coronavirus appelé SARS-CoV1 – et plus encore celle du Covid lié au SARS-CoV-2 en 2020 qui a réellement dévoilé la « vulnérabilité des sociétés modernes face aux maladies infectieuses », selon les termes mêmes de l'OMS[5]. Cette vulnérabilité est liée à deux facteurs majeurs : l'intensité des échanges internationaux aériens et le vieillissement de la population.

SRAS et épidémies du XXIe siècle : la vulnérabilité des sociétés modernes dévoilée

Le SRAS, première épidémie d'ampleur du XXIe siècle, a montré qu'un nouveau virus transmissible par voie respiratoire était capable de se diffuser en quelques jours à l'ensemble de la planète à partir d'un seul patient, et d'entraîner une crise mondiale en raison de la rapidité et de l'intensité des échanges internationaux aériens. Il a suffi de la rencontre, dans un hôtel international de Hong Kong, d'un malade et d'autres clients de l'établissement qui, les jours suivants, ont pris l'avion pour le Canada, le Vietnam et Singapour. Les pandémies des siècles précédents n'avaient pas connu cette rapidité en raison de l'absence ou de la faible intensité des voyages aériens, car, comme le remarquait déjà le médecin français Arnold Netter dans son traité sur la grippe de 1905, la vitesse de propagation d'une épidémie dépend de la rapidité des moyens de transport : « La grippe en 1889-1890, époque où l'on use de chemins de fer et de trains express, a mis beaucoup moins de temps à venir de Saint-Pétersbourg à Paris que les épidémies précédentes. » Lors de la pandémie de grippe, en 1968, il avait fallu sept mois pour que l'épidémie se déplace de Hong Kong jusqu'à la France[6]. En 2006, 2,1 milliards de passagers ont voyagé par voie aérienne. « Une flambée épidémique survenant en un point quelconque du globe n'est qu'à quelques heures de venir menacer n'importe quel autre lieu », constate l'OMS après le SRAS[7]. En 2019, le nombre de passagers a encore doublé par rapport à 2006 et il atteint plus de 4 milliards de personnes.

Le SRAS entraînait des pneumonies très sévères. Une personne infectée sur dix décédait, d'où le nom de « syndrome respiratoire aigu sévère » (SRAS) donné à ce coronavirus qui a été rebaptisé SARS-CoV1 en 2020 pour le distinguer du SARS-CoV-2. Les patients devenaient contagieux plusieurs jours après avoir été infectés, au moment où ils étaient déjà très malades et hospitalisés. Cela explique que beaucoup de victimes aient fait partie du personnel soignant. C'est aussi ce qui a permis d'identifier facilement les porteurs de virus et de contrôler l'épidémie en quatre mois grâce à l'isolement des patients et la mise en quarantaine des contacts[8].

Malgré un bilan humain assez limité[9] (8 096 cas et 773 décès, majoritairement dans les pays d'Asie), les conséquences globales de l'épidémie de SRAS de 2003 sur l'économie des pays du Sud-Est asiatique (évaluées à 60 milliards de dollars en Asie[10]) ont été considérables en raison de la quasi-mise à l'arrêt des échanges internationaux avec ces pays, pour limiter la diffusion mondiale du virus.

Le SRAS a fait prendre conscience de l'interdépendance des nations en matière sanitaire et économique. C'est l'événement fondateur de la préparation des pays à une future pandémie grippale sous l'impulsion de l'OMS à partir de 2004, et de la révision en 2005 du Règlement sanitaire international qui datait de 1969 et était centré sur six maladies ayant pour ainsi dire disparu (la peste, le choléra, la variole, le typhus, la fièvre jaune et la fièvre récurrente des tranchées)[11]. Mais, dans les pays occidentaux, peu touchés par la crise, le SRAS a surtout marqué les dirigeants, qui ont dû gérer la crise, et les acteurs économiques, qui ont pris conscience des conséquences des pandémies sur l'économie mondiale[12]. La majorité des citoyens de ces pays ont quant à eux été peu affectés par cette crise qui a laissé assez peu de traces et de sentiment d'insécurité dans l'imaginaire collectif.

Les années suivantes ont été marquées par la pandémie grippale H1N1 de 2009 qui s'est rapidement révélée assez bénigne et a finalement fait moins de victimes qu'une grippe saisonnière. L'OMS a d'ailleurs été critiquée à cette occasion pour avoir parlé de pandémie.

Fin 2013-2014, une épidémie de fièvre hémorragique due au virus Ebola, d'ampleur totalement inhabituelle, a touché l'Afrique de l'Ouest. Ce virus, connu depuis 1976, était considéré jusqu'alors comme une menace assez faible pour l'Afrique et nulle pour les pays occidentaux, car il touchait les villageois de zones reculées d'Afrique centrale qui mouraient avant d'avoir eu le temps de transmettre leur infection. Mais la flambée épidémique de 2014 a, contre toute attente, atteint les zones urbaines et s'est rapidement répandue dans plusieurs pays africains[13], déclenchant tardivement une alerte de l'OMS et l'aide internationale. L'inquiétude a gagné les pays occidentaux, et notamment les États-Unis ou l'Espagne, lorsque des voyageurs sont revenus d'Afrique avec le virus. Mais l'épidémie n'a pas diffusé hors des pays d'Afrique de l'Ouest, grâce aux mesures de contrôle aux frontières. Elle a fait 11 325 décès et a été contrôlée en deux ans. Comme l'épidémie de virus Zika transmise par les moustiques en Amérique latine et centrale en 2015, ces maladies tropicales n'ont pas été identifiées comme de réelles menaces en dehors des pays touchés.

C'est finalement le SARS-CoV-2 de 2020 qui a réellement fait découvrir à la population des pays occidentaux qu'elle n'était pas à l'abri des pandémies et qui a révélé le second facteur accentuant la fragilité des sociétés modernes face aux infections : le vieillissement de la population, allant de pair avec l'augmentation des pathologies chroniques.

L'impact du vieillissement de la population

Toutes les études sur le Covid ont montré l'impact majeur de l'âge sur le risque de décès. Ce risque s'est révélé très faible avant 50 ans, mais onze fois plus élevé chez les plus de 80 ans. L'augmentation des infections respiratoires avec l'âge est un phénomène connu depuis longtemps, que l'on explique par la diminution des défenses immunitaires, phénomène appelé « immunosénescence ».

Elle se traduit par la fréquence des pneumonies bactériennes et grippales chez les personnes âgées observées dans nos hôpitaux. Le lien étroit entre l'âge et les décès par Covid s'est confirmé tout au long de la pandémie. Plus de 90 % des décès sont survenus chez des personnes de plus de 60 ans. Le mode d'hébergement collectif dans les Ehpad a, comme on le sait, amplifié la transmission du SARS-CoV-2 chez ces personnes âgées.

Même si l'âge des décès dus au Covid est assez proche de la mortalité générale, qui se concentre aussi sur les personnes âgées[14], la pandémie de SARS-CoV-2 est la première à avoir démontré que le vieillissement de la population pouvait démultiplier les conséquences d'une pandémie liée à un virus respiratoire. Le SRAS de 2003 avait surtout touché des sujets jeunes. La pandémie grippale H1N1 de 2009 avait fait très peu de victimes (17 483 décès dans le monde dont 312 en France) et les sujets âgés étaient partiellement protégés par une immunité acquise lors des épidémies grippales antérieures. C'est aussi une des raisons retenues pour expliquer que la pandémie de grippe espagnole de 1918, à l'origine de 200 000 à 400 000 morts en France et de 50 millions de morts dans le monde, a surtout touché les enfants et les jeunes adultes. Aux États-Unis, la moitié des décès est survenue chez les 20 à 40 ans et 99 % chez les moins de 65 ans[15]. La pandémie de grippe de Hong Kong de 1968 a touché des personnes âgées, mais aussi des jeunes (plus de 10 % des décès chez les moins de 60 ans en France et jusqu'à 40 % chez les moins de 65 ans aux États-Unis). En France, un quart de la population a aujourd'hui plus de 60 ans et le vieillissement va s'accentuer, puisqu'on prévoit que, en 2060, un tiers de la population aura plus de 60 ans en Europe.

Les progrès de la médecine expliquent aussi la survie des patients porteurs de comorbidités qui les auraient tués il y a vingt ans. Les pathologies chroniques, notamment respiratoires, cardiaques, neurologiques, et l'immunodépression liée au traitement des cancers ou des maladies hématologiques et des greffes favorisent les pneumonies bactériennes et virales, et se sont révélées des facteurs de risque du Covid sévère.

L'obésité a aussi aggravé le Covid chez des personnes encore jeunes, surprenant au début de la pandémie les réanimateurs des pays occidentaux, qui ne s'attendaient pas à hospitaliser des personnes de moins de 50 ans.

Le grand nombre de personnes âgées ou fragilisées par des pathologies chroniques ou des traitements qui altèrent leurs défenses immunitaires fait aussi augmenter le nombre de personnes plus réceptives à des micro-organismes peu virulents, qui ne se seraient pas exprimés chez des hôtes sains. Les bactéries résistantes aux antibiotiques, par exemple, sont en général peu virulentes et se développent mieux chez des sujets fragiles. De même, les variants de SARS-CoV-2 résistant aux anticorps comme Omicron se développent plus facilement chez des personnes immunodéprimées et le rôle de ces dernières a été évoqué pour expliquer l'émergence de ce variant.

L'augmentation prévisible de cette population qui se défend moins bien contre les infections accentue donc le risque de pandémies de grande ampleur. De façon assez paradoxale, les progrès de la médecine moderne « fabriquent » aussi les limites de celle-ci.

2. Pourquoi les pandémies sont-elles de plus en plus fréquentes ?

Si étonnant que cela puisse paraître, il n'y a pas de définition précise de ce qu'est une « pandémie » et les termes « épidémie » ou « pandémie » sont parfois utilisés indifféremment pour parler d'un même épisode. En témoigne le SRAS de 2003, considéré comme la première pandémie du XXIe siècle par certains[16], alors que l'OMS parle à son sujet d'épidémie.

Généralement, le terme de « pandémie » fait référence à une « forte augmentation des cas dans l'espace et dans le temps ». Cette augmentation rapide des cas, associée à une diffusion géographique à l'échelle de plusieurs pays ou plusieurs continents, tient au fait que l'on a affaire à des agents infectieux jusqu'alors inconnus de l'homme, comme le virus du sida, du SRAS ou du Covid. Ces nouveaux virus vont donc pouvoir se propager dans une population « naïve » – qui n'a pas encore développé d'immunité – et faire de nombreuses victimes.

Dans certains cas, il peut aussi s'agir de nouveaux variants d'un virus déjà connu comme la grippe. Le virus de la grippe espagnole était ainsi un nouveau variant vis-à-vis duquel seules les personnes de plus de 60 ans possédaient une immunité partielle, ce qui explique qu'il ait fait beaucoup de victimes.

Nouveaux virus et zoonoses

Il faut savoir que 70 % à 80 % des nouveaux agents infectieux sont des « zoonoses », c'est-à-dire qu'ils viennent du monde animal. L'homme représente en effet, pour les agents infectieux d'origine animale, un nouveau territoire avec lequel ils n'ont jamais été en contact. Le virus du sida est une zoonose provenant du chimpanzé, vivant dans le sud-est du Cameroun, qui aurait contaminé en 1920 un homme qui chassait dans la brousse et s'est ensuite rendu à Kinshasa, devenu l'épicentre de l'épidémie. Le virus a emprunté les voies de chemin de fer et les fleuves pour disséminer en Afrique, puis en Haïti avec des travailleurs venus de Kinshasa, et enfin aux États-Unis et dans le reste du monde. Le SRAS de 2003 est quant à lui une zoonose qui vient d'une chauve-souris chinoise insectivore, qui a infecté les hommes.

Le virus Zika, transmissible par les moustiques, avait été isolé par hasard chez un singe qui vivait en bordure de forêt en 1952. Il n'a pas fait parler de lui jusqu'au jour où il a entraîné une épidémie en Polynésie, puis au Brésil et en Amérique centrale et latine en 2015, à l'origine de malformations fœtales.

L'origine du virus Ebola est quant à elle encore inconnue – mais, là encore, il semble que le réservoir animal soit la chauve-souris, qui aurait contaminé un enfant jouant dans un petit village de Guinée. *Idem* pour le SARS-CoV-2, la plupart des pistes convergeant aussi vers les chauves-souris.

En mai 2022, des cas de variole du singe sont apparus simultanément dans plusieurs pays occidentaux, notamment en Europe. Cela s'est manifesté par des éruptions cutanées fébriles chez des homosexuels. Il s'agit d'une zoonose, connue depuis les années 1970 dans certains pays d'Afrique où elle touchait les hommes à la suite d'un contact avec un animal infecté ou de la consommation de viande peu cuite. L'origine de ce virus était restée inconnue, mais les rongeurs étaient soupçonnés d'en être le réservoir. Il a été baptisé « virus de la variole du singe », car il a été isolé pour la première fois au Danemark en 1958 chez un singe de laboratoire possiblement infecté par des rongeurs et il fait partie de la même famille que le virus de la variole humaine – maladie beaucoup plus redoutable éradiquée en décembre 1979, entraînant l'arrêt de la vaccination obligatoire. La variole du singe était considérée jusqu'alors comme peu contagieuse chez l'homme, bien qu'elle pût se transmettre entre les membres d'une même famille par contact direct ou par l'intermédiaire de linge de maison. De rares cas avaient été décrits hors d'Afrique, notamment aux États-Unis, à la suite de l'importation de rongeurs infectés de Gambie en 2003, et en Angleterre, en Israël et à Singapour, en 2017, chez des voyageurs revenant du Nigeria. Mais jamais la variole du singe n'avait entraîné d'épidémie hors d'Afrique, et sa transmission lors de rapports sexuels avait été jusque-là exceptionnelle.

Malgré l'alerte internationale et les mesures de contrôle prises par les différents pays, l'infection s'est rapidement transmise, à partir de mai 2022, chez des hommes homosexuels et a entraîné plusieurs dizaines de milliers de cas. Les raisons de cette flambée épidémique restent encore mal connues. Le facteur humain semble avoir joué un rôle important dans la diffusion du virus, car l'épidémie s'est propagée après des rassemblements festifs internationaux, qui s'étaient tenus en Espagne et en Belgique[17] après la levée des restrictions dues au coronavirus et qui ont joué le rôle d'« événements supercontaminateurs ». L'arrêt de la vaccination antivariolique humaine qui entraînait une protection croisée de l'ordre de 85 % contre la variole du singe a aussi favorisé la propagation du virus chez l'homme, car, selon l'OMS, la proportion de personnes immunisées contre la variole dans le monde est passée de 80 % il y a quarante ans à 30 % actuellement. Mais cette épidémie pourrait aussi traduire un processus d'adaptation progressive du virus à l'homme depuis son émergence, qui l'aurait rendu plus transmissible et qui remonterait selon certains scientifiques à 2017-2018, date à laquelle on avait constaté au Nigeria une augmentation de la capacité du virus à se transmettre d'homme à homme[18].

Ces infections dites « émergentes », car dues à des agents infectieux animaux jusqu'alors inconnus ou très rares chez l'homme, sont de plus en plus fréquentes, aggravant avec le temps la menace pandémique. « Depuis les années 1970, on découvre de nouvelles maladies émergentes au rythme sans précédent d'au moins une par année », recense l'OMS[19], soulignant que les sociétés modernes favorisent ce phénomène.

Plusieurs facteurs liés aux modifications du climat, de notre mode de vie, de l'accroissement démographique et, plus généralement, de notre interaction avec l'environnement sont connus pour augmenter le passage de l'animal à l'homme de nouveaux agents infectieux. Et ce, directement ou par l'intermédiaire de moustiques vecteurs de la maladie.

Le réchauffement climatique modifie le biotope (l'habitat) des insectes capables de transporter les infections. Ainsi, la fièvre du Nil occidental, qui a envahi les États-Unis en quelques mois courant 1999 et entraîné plusieurs cas en France, est due à la remontée vers le nord du moustique vecteur de la maladie, à la faveur de ce réchauffement. La déforestation et les contacts de l'homme avec des populations de singes vivant dans des zones reculées d'Afrique ont également été à l'origine de nouvelles infections virales, comme le sida, la fièvre hémorragique virale Ebola ou encore le Zika et la variole du singe. De même, en Asie du Sud-Est et notamment en Chine, la multiplication des petits élevages en plein air dans les villages favorise les contacts entre animaux domestiques d'espèces différentes, ou entre animaux sauvages et domestiques, et, par voie de conséquence, la transmission de virus entre ces espèces, puis à l'homme. Les marchés d'animaux vivants, où se côtoient des animaux domestiques et des animaux sauvages au contact d'une forte densité humaine, sont quant à eux considérés comme de réels incubateurs de nouveaux virus. Cette proximité favorise les passages répétés de l'animal à l'homme et explique que les virus pandémiques naissent souvent en Asie.

Le coronavirus du SRAS de 2003 aurait ainsi été transmis de la chauve-souris à l'homme par la civette palmiste (sorte de mangouste, petit mammifère carnivore vivant uniquement en Asie), animal très prisé qui se vendait sur les marchés de la province de Canton. Depuis l'émergence du SRAS, la vente d'animaux sauvages est réglementée dans les marchés chinois, mais ils continuent à être achetés en contrebande, en dépit de ces interdictions. Leur consommation est souvent motivée par de supposées vertus médicinales, et la rareté de certaines espèces en fait des mets particulièrement recherchés. Avec l'arrivée du Covid en février 2020, la Chine a renforcé l'interdiction de la vente des animaux sauvages sur les marchés, dans les restaurants ou sur Internet.

Les différents stades de l'émergence

Le passage d'un virus de l'animal à l'homme demeure cependant un événement très rare qui nécessite un processus d'adaptation du virus à son nouvel hôte. Le modèle généralement retenu[20] pour décrire cette adaptation comprend plusieurs étapes. Lors d'un premier stade, dit de « pré-émergence », le virus circule au sein des espèces sauvages réservoirs. Mais, à la suite de perturbations de son environnement, découlant généralement de l'intervention humaine, il se retrouve en contact avec d'autres animaux sauvages ou domestiques, qu'il va infecter à leur tour. Il va ainsi élargir l'éventail de ses hôtes et accroître ses chances de rencontre avec l'homme. Au cours d'un deuxième stade d'émergence, localisé ou sporadique, le virus franchit la barrière d'espèces de façon ponctuelle et entraîne quelques cas humains. À ce stade, il n'est pas encore capable de se transmettre facilement d'un individu à l'autre et d'entraîner une épidémie, mais ces passages répétés entre l'animal et l'homme favorisés par une urbanisation intensive vont lui permettre de s'adapter à l'homme, grâce à des mutations successives de son génome.

Cette adaptation est aussi possiblement favorisée par sa rencontre avec des personnes âgées ou immunodéprimées qui, se défendant moins bien contre les agents infectieux, vont faciliter son implantation chez l'homme. L'augmentation massive du nombre des personnes âgées en Chine au XXIe siècle pourrait ainsi, avec la forte densité de la population, expliquer pourquoi ce pays constitue un *hot spot* (un point névralgique) pour l'émergence de virus pandémiques. Le troisième stade, celui de la pandémie, n'advient que si le virus est capable d'une transmission interhumaine efficace. Sa diffusion mondiale rapide est alors favorisée, comme on l'a vu avec le SRAS en 2003 et plus récemment avec le SARS-CoV-2 en 2020 et le virus de la variole du singe en 2022, par l'intensité des échanges aériens internationaux.

La prévisible nature imprévisible des pathogènes

On pense aujourd'hui que de nombreux virus animaux sont à l'origine d'émergences localisées, mais s'arrêtent à ce stade et passent donc souvent inaperçus. Certains d'entre eux acquièrent la capacité de se transmettre d'homme à homme et deviennent des virus pandémiques, mais cet événement rare est à ce jour impossible à prévoir, comme le démontrent les exemples suivants. En 2003, après le SRAS, une épidémie de grippe du poulet due à un virus H5N1 a provoqué quelques cas mortels chez des enfants qui vivaient au contact de volailles dans des villages chinois. L'OMS, jugeant la menace pandémique importante, a alors poussé les pays du monde entier à se préparer en constituant des stocks de masques et de médicaments. Mais la pandémie ne s'est finalement pas produite, car le virus H5N1 n'a jamais dépassé le stade de pré-émergence. Une autre fausse alerte avait déjà eu lieu en 1974 aux États-Unis, lors d'un épisode connu sous le nom de « grippe porcine » qui avait entraîné une campagne de vaccination massive de la population américaine, à l'origine de complications neurologiques et d'une crise politique.

À la suite du SRAS de 2003, il est apparu nécessaire de mieux surveiller les interactions microbiennes entre le monde animal et l'homme. C'est ce constat qui a d'ailleurs été à l'origine de la mise en place, avec l'aide de la France, du fameux laboratoire P4 à Wuhan, soupçonné d'avoir laissé échapper le virus du Covid. L'objectif était la surveillance des virus présents chez les animaux sauvages, et notamment d'identifier les coronavirus des chauves-souris représentant un danger pour l'homme. Les travaux des chercheurs de cet institut ont permis d'isoler en 2017, chez des chauves-souris des grottes de la province du Yunnan, des coronavirus capables d'infecter les cellules humaines en laboratoire, ce qui a donné lieu à une alerte sur le danger de ces coronavirus comme source de futures pandémies. Mais l'élimination du SRAS en 2003 avait détourné l'attention des coronavirus[21], dont la dangerosité a été progressivement oubliée, et ces travaux n'ont pas eu de retentissement.

Lorsque le coronavirus SARS-CoV-2 a été identifié chez l'homme en janvier 2020, il était déjà capable de se transmettre de manière efficace d'homme à homme. À ce jour, il n'a pas été possible de retrouver l'origine animale de ce virus, ce qui laisse penser que le passage de l'animal à l'homme, ou à un animal domestique intermédiaire entre l'animal et l'homme, a pu être assez ancien. En 2021-2022, plusieurs travaux de recherche ont révélé que de nombreux autres coronavirus de la chauve-souris, isolés dans différents pays d'Asie ou d'Afrique[22], possédaient les mêmes capacités d'infection des cellules humaines et représentaient donc de potentielles futures sources de pandémies. Anthony Fauci, conseiller scientifique spécial du président des États-Unis, reconnaissait le 16 décembre 2021[23] : « Nous n'avons encore qu'une compréhension très limitée de l'univers des coronavirus endémiques ou potentiellement émergents. »

Face à ce réservoir très important de virus potentiellement pandémiques chez les animaux sauvages et à notre incapacité à identifier les plus dangereux pour l'homme, certains chercheurs pensent qu'il est inutile, voire dangereux d'aller prélever les animaux sauvages, ces contacts pouvant favoriser le passage accidentel à l'homme, malgré les précautions prises par les chercheurs. Ils préconisent plutôt de surveiller les animaux domestiques et les personnes qui vivent à leur contact, de façon à identifier les nouveaux virus au stade plus tardif de pré-émergence[24].

Néanmoins, il y a un point sur lequel tous les chercheurs de bonne foi s'accordent. *La prévision des pandémies et leur prévention n'est pas à ce jour à notre portée.* « L'incertitude est certaine », relève en 2022 une scientifique thaïlandaise chasseuse de virus chez les chauves-souris[25]. Comme le soulignait déjà un article de la revue médicale *The Lancet* en 2012 : « Malgré leur impact considérable sur la santé mondiale, et les progrès réalisés pour mieux comprendre leur émergence, aucune pandémie n'a été prédite avant de se manifester chez l'homme. » La diffusion rapide de la variole du singe qui a surpris le monde entier après deux années et demie de pandémie de Covid, alors même que le virus était connu depuis plusieurs décennies, est venu malheureusement nous le rappeler. C'est aussi ce que résumait le titre d'un article du *New England Journal of Medicine* de 2009 : « *La prévisible nature imprévisible des pathogènes.* »

3. Comment la réponse scientifique s'est-elle accélérée ?

Une des caractéristiques des dernières crises sanitaires liées à l'émergence d'un nouveau virus est la rapidité avec laquelle les connaissances scientifiques ont progressé une fois que l'alerte internationale a été donnée.

Après l'identification des premiers cas de sida aux États-Unis, en 1981, il avait fallu deux ans pour que le virus de l'immunodéficience humaine (VIH) soit isolé dans les ganglions d'un homme atteint de la maladie par les chercheurs de l'Institut Pasteur, trois ans pour que des tests sérologiques soient mis au point, et quatre ans pour obtenir le séquençage complet du génome viral. Au XXIe siècle, grâce aux progrès des techniques virologiques (séquençage du génome viral, amplification en chaîne par polymérase ou PCR), ces délais ont été considérablement raccourcis.

Ainsi, lors de la pandémie de SRAS en 2003, l'alerte a été tardive, et cinq mois se sont écoulés entre les premiers cas et la reconnaissance d'une nouvelle maladie par les autorités chinoises ; mais il n'a ensuite fallu que douze jours pour identifier le virus. Deux mois après, le séquençage du génome était révélé et des premiers tests de diagnostic par PCR, effectués. En quatre mois et demi, la pandémie a donc pu être contrôlée et le virus éliminé. Des vaccins avaient déjà été fabriqués, mais, en raison du contrôle rapide de l'épidémie, leur développement a été interrompu.

Lors de l'épidémie d'Ebola qui a touché l'Afrique de l'Ouest en 2014, le virus a été identifié trois mois après les premiers cas, mais seulement quelques jours après l'envoi des prélèvements dans des laboratoires de haute sécurité à Lyon et à Hambourg. Il a ensuite été séquencé en moins d'un mois. Des tests rapides, permettant de faire le diagnostic de cette infection hors des laboratoires sécurisés, ont été disponibles en six mois. Les premiers essais vaccinaux à grande échelle ont quant à eux été lancés seize mois après le début de l'épidémie.

Pour le SARS-CoV-2, les délais ont été encore raccourcis. Les scientifiques chinois ont identifié le virus le 7 janvier 2020, soit une semaine après la mise en évidence des cas de pneumonies chez des personnes qui avaient fréquenté le marché de Wuhan. Ils ont séquencé son génome et l'ont rendu public dès le 12 janvier, ce qui a donné le top départ pour la fabrication des tests de détection par PCR dans le monde entier, mais aussi pour la course aux vaccins.

La mise au point quasi immédiate des tests diagnostiques par PCR a permis aux scientifiques chinois de décrire en moins d'un mois les principales caractéristiques cliniques de la maladie et de sa transmission, et de les publier dans de grandes revues internationales. On a ainsi appris dès la fin janvier que le virus pouvait se transmettre à partir de personnes ne présentant pas de symptômes, ce qui laissait prévoir qu'il serait difficile de contrôler les chaînes de contamination. Mi-février, le Centre chinois de contrôle et de prévention des maladies de Pékin (CCDC) a aussi alerté sur la gravité de la maladie et donné des indications très précises concernant le tableau clinique et la mortalité en fonction de l'âge.

Toutes ces données scientifiques ont été confirmées par la suite, lorsque la pandémie a atteint les pays proches de la Chine puis l'Europe. Même si les autorités de ces derniers pays en ont au départ minimisé le caractère inquiétant, ces renseignements ont apporté une aide cruciale aux médecins pour la prise en charge des patients. Lorsque la vague a atteint la France, début mars, j'ai rédigé des bulletins bibliographiques pour diffuser ces informations auprès des autres médecins hospitaliers, surpris et débordés par la situation. La crise a agi comme un catalyseur de diffusion instantanée des connaissances scientifiques à l'échelle mondiale. Jamais autant de renseignements n'avaient été partagés par le biais d'articles mis en ligne avant même leur publication officielle, ou sur des sites de revues médicales.

4. Les vagues pandémiques décryptées ?

La pandémie de grippe de 1918, dite de la grippe espagnole, reste le modèle de référence des pandémies grippales en raison de sa sévérité, en particulier chez les jeunes adultes. Elle a évolué en trois vagues[26]. La première s'est déroulée au printemps 1918 et a été peu sévère. Elle a été suivie au cours de l'automne suivant par une deuxième vague, la plus meurtrière, puis par une troisième vague hivernale début 1919. La fin de la pandémie dans le monde a été déclarée environ un an après qu'elle avait démarré, en août 1919[27]. En 1920, l'épidémie de grippe était redevenue saisonnière et beaucoup moins sévère[28].

Si la grippe était familière aux médecins en 1918, son origine demeurait inconnue. Le virus n'a été identifié qu'en 1933, et les premiers vaccins datent de la Seconde Guerre mondiale. Le génome du virus de 1918 a été séquencé dans les années 2000 à partir de prélèvements de tissus infectés chez des patients morts pendant la deuxième vague et conservés depuis cette époque[29]. On sait donc très peu de chose sur l'origine du virus et sur ce qui explique ces trois vagues : s'agissait-il chaque fois du même virus et, dans ce cas, pourquoi la deuxième vague a-t-elle été plus grave que les autres ? Est-ce que le virus avait muté entre-temps et était devenu plus virulent ? Pourquoi une troisième vague est-elle survenue, alors qu'une grande partie de la population avait dû acquérir une immunité pendant la deuxième vague ? Et pourquoi la pandémie a-t-elle pris fin, se transformant en une grippe saisonnière beaucoup moins sévère[30] ? Le rôle des mutations du virus a bien été évoqué par les chercheurs qui ont essayé de comprendre rétrospectivement ces vagues, mais puisque les seuls virus qu'ils ont réussi à isoler dataient de la deuxième vague, il leur a été impossible de les comparer à ceux des première et troisième vagues. De plus, ces chercheurs ne croyaient pas qu'un virus pandémique puisse évoluer si rapidement, car quelques mois seulement séparaient les trois vagues de cette pandémie. « Acquérir des mutations suffisantes pour produire un nouveau variant capable d'échapper à l'immunité est considéré comme un processus nécessitant des années de circulation mondiale du virus et non quelques semaines de circulation locale[31] », écrivaient-ils en 2006.

Il a donc fallu attendre la pandémie de 2022 pour comprendre qu'un virus pandémique pouvait muter aussi vite et que ce processus d'adaptation rapide était le facteur majeur expliquant la survenue des différentes vagues pandémiques.

Les trois facteurs qui influencent l'évolution de la pandémie

Le SARS-CoV-2 a été l'occasion d'analyser pour la première fois en temps réel l'évolution d'un virus pandémique, de mieux comprendre les causes des vagues successives et d'expliquer la différence de mortalité selon celles-ci.

Trois facteurs expliquent l'évolution de la pandémie de Covid : les interactions humaines, c'est-à-dire les contacts qui favorisent la transmission du virus d'une personne à une autre, les propriétés du virus, notamment sa capacité à se transmettre ou à échapper à l'immunité ou encore sa virulence, et enfin l'immunité de la population, acquise après une infection et/ou une vaccination. L'influence de ces trois facteurs n'a jamais été aussi bien disséquée et ce, grâce à des progrès technologiques.

On a par exemple évalué les contacts humains de façon indirecte[32], en mesurant la fréquentation de certains espaces publics tels que les commerces, les transports en commun, les lieux de travail. Cela a été rendu possible grâce aux capteurs de téléphonie mobile (Google Mobility) ou au volume de requêtes d'itinéraires. Cette mesure a permis de montrer que, durant le premier confinement ayant débuté en mars 2020, la baisse d'activité a été de 70 % par rapport à la période pré-pandémique (3 janvier-6 février 2020), alors que durant le deuxième confinement de l'automne 2020, moins strict, cette baisse d'activité n'a été que de 40 %, ce qui explique que la baisse des contaminations ait été moins forte.

On a aussi pu montrer que, en dehors de l'impact des mesures de restriction de l'activité comme le confinement, le couvre-feu ou la fermeture des écoles, la réaction de la population en réponse aux dangers perçus influe, elle aussi, sur l'importance de la vague. Quand le nombre de morts augmente, la population tend spontanément à réduire ses contacts et le nombre de contaminations baisse alors, avant même que des mesures soient appliquées. À l'inverse, quand le nombre de morts diminue, la population se relâche, ce qui explique que la baisse des contaminations s'arrête et que la courbe des contaminations devienne plate, au lieu de continuer à décroître. Cet effet en « plateau » a été constaté par exemple après la deuxième vague, malgré la poursuite du confinement. Ces variations, parfois très rapides, du comportement de la population restent un casse-tête pour les épidémiologistes, qui avouent ne pas être en mesure de les prévoir.

Mais le facteur clé qui a permis de comprendre la survenue des sept vagues pandémiques a été l'étude du virus grâce au séquençage de son génome et à l'analyse de l'impact des mutations sur ses propriétés. Le séquençage et le partage d'une banque de données mondiales (GISAID) de plus de 7 millions de génomes viraux a permis d'identifier très rapidement les différents variants et leur responsabilité dans la survenue d'une nouvelle vague. Le Royaume-Uni est, avec le Danemark, le pays où le séquençage génomique a été le plus développé, grâce en partie à la professeure Sharon Peacock, qui dirige le COVID-19 Genomic UK Consortium (COG-UK) et qui a eu la clairvoyance d'obtenir son financement dès mars 2020, alors que peu de scientifiques pensaient que ce virus avait la capacité de muter de façon conséquente. Les études du virus ont quant à elles permis de mieux comprendre pourquoi tel ou tel variant était plus agressif que d'autres : les variants Alpha et Delta entraînent par exemple plus de décès que le virus initial de Wuhan, car ils se multiplient mieux à l'intérieur de l'organisme. Or, une quantité de virus plus grande occasionne des lésions plus sévères. À l'inverse, le variant Omicron est moins virulent, car il se multiplie moins bien dans les poumons.

Enfin, l'étude de l'immunité de la population en réponse à la vaccination est aussi devenue un paramètre essentiel, quand on a disposé des premiers vaccins après la deuxième vague, fin décembre 2020. La surveillance de l'efficacité protectrice en vie réelle des vaccins contre les différents variants n'a été possible que parce que dans plusieurs pays, dont le Royaume-Uni et Israël, les systèmes de santé, publics ou privés, disposaient de bases de données informatisées. Ils ont ainsi pu croiser les bases des vaccinations avec celles des infections, des hospitalisations et des décès, pour en déduire la protection vaccinale. Grâce à ces appariements des différentes bases, on a pu disposer en quelques semaines seulement de dizaines d'études relatives à l'efficacité des vaccins sur chaque variant, et suivre en continu l'évolution de l'immunité de la population.

L'influence de ces trois facteurs sur les différentes vagues d'hospitalisations en France est riche d'enseignement.

Sept variants pour sept vagues

La première vague de 2020 est due à la souche virale isolée à Wuhan. Elle est survenue au printemps, en dehors des saisons habituelles des virus respiratoires comme la première vague de la grippe espagnole et des pandémies grippales plus anciennes[33]. Elle a été stoppée grâce au premier confinement institué le 17 mars. Après une accalmie pendant l'été, une deuxième vague est survenue en octobre 2020, due au variant D614G, plus transmissible (+ 20 %) que la souche Wuhan initiale, mais qui n'a pas inquiété outre mesure, car il était porteur d'une seule mutation et n'était pas plus sévère. Cette deuxième vague automnale a été surtout attribuée au facteur humain, c'est-à-dire à la reprise de l'activité à la rentrée des vacances et des rassemblements en lieux clos avec l'arrivée du froid. Elle a quant à elle été stoppée grâce à un couvre-feu, complété par un confinement sans fermeture des écoles cette fois.

La troisième vague, qui est d'abord survenue en Angleterre fin décembre-début janvier, puis en France fin février-mars 2021, a constitué un tournant dans la pandémie, car elle a révélé la capacité du virus à s'adapter en devenant nettement plus transmissible (+ 50 %) et plus sévère. Alors que, en 2020, les virologues pensaient que le virus était relativement stable, le variant anglais, secondairement baptisé « VOC Alpha » (*Variant of Concern*, variant préoccupant), présentait un nombre très inhabituel de mutations : 17. Ce variant Alpha s'est avéré non seulement plus contagieux, mais aussi plus virulent que son prédécesseur. Les patients étaient plus sévèrement atteints et les services de réanimation se sont remplis plus vite que lors des précédentes vagues, obligeant les autorités françaises à décréter le 20 mars 2021 un troisième confinement, qu'elles espéraient pourtant éviter avec les progrès de la campagne de vaccination démarrée en janvier. Grâce au confinement et au relais pris par la vaccination, le nombre de contaminations et d'hospitalisations a de nouveau fortement chuté.

Mais, en juillet-août 2021, alors que l'augmentation de la couverture vaccinale laissait espérer un possible contrôle de l'épidémie, une quatrième vague est apparue, liée au double effet d'une baisse inattendue de la protection vaccinale avec le temps et de l'apparition d'un nouveau variant. Delta, venu d'Inde, s'est révélé encore plus transmissible (+ 50 %) et plus sévère que son prédécesseur. La baisse de la protection vaccinale après six mois a amené à recommander une première dose de rappel (troisième dose de vaccin) chez les adolescents et les adultes à partir de septembre 2021.

Delta a aussi été à l'origine d'un rebond à la rentrée, attribué comme la vague automnale de 2020 à la reprise quasi complète de l'activité et des rassemblements en lieux clos. Mais cette cinquième vague a connu une accélération spectaculaire en décembre 2021-janvier 2022 avec le variant Omicron BA.1 apparu en Afrique du Sud et qui, grâce à ses capacités à échapper à l'immunité, a diffusé de façon très rapide dans une population pourtant fortement vaccinée, prenant le dessus sur Delta. Porteur de trois fois plus de mutations que ce dernier, il a été classé en trois jours par l'OMS dans la catégorie VOC, au lieu de trois semaines pour Delta et trois mois pour Alpha. Il a fallu moins d'un mois pour évaluer sa dangerosité, grâce à la mobilisation scientifique internationale. Omicron a aussi la particularité d'avoir été le premier variant ayant une sévérité intrinsèque diminuée par rapport aux virus précédents ce qui, joint à la protection résiduelle du vaccin pour prévenir les formes sévères, a permis de limiter le nombre de passages en réanimation ainsi que les décès, et n'a pas obligé la plupart des pays à confiner leur population.

En mars-avril 2022, c'est encore un nouveau variant, appartenant lui aussi à la branche Omicron, BA.2, qui a été à l'origine de la sixième vague. Il a mis à profit le fait que beaucoup de pays, dont la France, avaient abandonné la plupart des mesures destinées à freiner la propagation du virus, comme le port de masque obligatoire en milieux clos. Ce variant Omicron BA.2, assez proche de l'Omicron BA.1 de décembre 2021-janvier 2022, a pris l'avantage sur ce dernier en raison d'une transmissibilité supérieure (+ 30 %). Il a aussi, comme

Delta en été 2021, profité de la baisse de la protection conférée par le premier rappel automnal de vaccin, ce qui a amené les autorités à préconiser en mars-avril 2022 un deuxième rappel (quatrième dose) aux personnes à risque, six mois après le premier rappel, pour renforcer leur protection contre les formes sévères. Le rappel n'a pas été recommandé pour la population générale en raison de son efficacité jugée trop brève pour empêcher les infections dues à Omicron.

En juin-juillet 2022, la règle « une nouvelle vague = un nouveau variant » s'est perpetuée avec l'arrivée du troisième variant de la famille Omicron, le BA.5. Il a pu se propager dans une population pourtant fortement immunisée contre BA.1 et BA.2 en échappant encore un peu plus aux anticorps neutralisants produits par le vaccin ou par une infection préalable, même très récente, datant parfois d'à peine un mois.

Aucun scientifique n'avait imaginé une succession aussi rapide de variants sur une période aussi prolongée. « Le fait que nous ayons une succession si rapide de variants – nous semblons les accumuler à une vitesse alarmante – est la chose la plus surprenante et cela a changé l'apparence des vagues[34] », a déclaré en juillet 2022 une épidémiologiste de Harvard au *Guardian*.

Dans les pays tempérés comme la France et d'autres pays européens, la circulation du virus a ralenti pendant l'été et s'est accélérée durant l'automne en 2020 et 2021. L'influence du facteur climatique[35] sur la circulation du virus est encore très mal comprise. *Le climat agit-il par un effet direct de la chaleur et de l'humidité sur le comportement du virus, ou de façon indirecte, en favorisant les rassemblements en lieux clos sans aération à cause du froid ?*

Nous sommes pour l'heure encore incapables de répondre à cette simple question.

Ces vagues pandémiques qui se sont succédé très rapidement s'expliquent donc par les mutations du virus, mais aussi par les variations de l'immunité de la population, étudiées pour la première fois en temps réel[36]. L'étude du coronavirus devrait nous aider à y voir plus clair dans l'histoire des trois vagues pandémiques de la grippe espagnole, restées jusqu'à présent mystérieuses en raison de l'absence d'analyse du virus et de mesure de l'immunité de la population en 1918[37].

« Nous sommes juste au début d'une vague de découvertes », a déclaré un immunologiste de Pennsylvanie en février 2022[38]. Les très nombreuses connaissances acquises lors de cette crise seront cruciales pour contrôler le coronavirus, bien sûr, mais aussi pour mieux comprendre ce qu'est un phénomène pandémique.

5. Pourquoi l'évolution de la pandémie reste-t-elle imprévisible ?

Le premier point aveugle de la science se situe à l'interface entre les mondes humain et animal, et concerne la prévision des pandémies. Le second concerne l'évolution de la pandémie, même à court terme.

Malgré les progrès de la recherche scientifique internationale et notre meilleure compréhension de ce qui se passe, les prévisions sont toujours aussi difficiles et les exemples ne manquent pas pour illustrer les fois où les modèles épidémiologiques ont été pris en défaut.

L'explication réside dans le caractère très mouvant des facteurs qui gouvernent cette évolution. Le comportement de la population varie non seulement en réponse aux mesures sanitaires décidées, mais aussi en fonction du danger perçu, comme on l'a vu. Et ce dernier facteur est très difficile à anticiper. Au Royaume-Uni, les épidémiologistes de l'Imperial College de Londres prévoyaient qu'après le *Freedom Day* du 19 juillet 2021 (jour de la levée de toutes les restrictions), les nouvelles contaminations s'élèveraient jusqu'à 100 000 par jour… ce qui s'est avéré très au-dessus du nombre d'infections réellement observées, de l'ordre de 30 000 par jour. Cette différence s'expliquerait par la prudence observée par la population britannique, encore inquiète.

Chaque nouveau variant, dont la survenue reste à ce jour totalement imprévisible, a bouleversé les prévisions et introduit de nouvelles incertitudes dans les modèles. « Nous sommes bien meilleurs pour expliquer le passé que pour prévoir l'avenir[39] », résumait un spécialiste américain de l'évolution des virus en août 2021. Comme l'a dit aussi un économiste anglais, sir John Kay[40] : « Les modèles ne répondent pas bien aux changements et ne doivent pas être utilisés pour faire des prédictions, mais pour mieux comprendre ce qui se passe. »

Ainsi, anticiper l'évolution de l'épidémie relève, malgré les progrès réalisés, d'un pari des plus hasardeux. C'est cependant un message très difficile à faire passer, tant l'attente des journalistes et du public est grande et tant la pression est forte pour vous amener à parler de ce que vous ne savez pas. J'avais déjà eu l'occasion de le constater durant l'épisode de la grippe aviaire H5N1 de 2004, alors que j'étais conseillère du ministre de la Santé et que j'écoutais les scientifiques s'exprimer, sans intervenir moi-même.

À cette époque, même les meilleurs experts avaient fini par se livrer à des pronostics sur le risque de survenue d'une pandémie grippale. L'un d'entre eux expliquait : « Je pense qu'on doit dire que l'on ne sait vraiment pas quelles sont les chances de survenue d'une pandémie, mais les gens ne sont pas à l'aise avec cela[41]. » J'ai pour ma part la conviction que ce ne sont pas tant les gens qui ne sont pas prêts à entendre les limites du savoir scientifique que les scientifiques qui ont du mal à avouer qu'ils ne savent pas. Car cela semble remettre en cause leur compétence et donc leur légitimité à intervenir dans le débat. « L'expert doit résister à l'extrême pression qui s'exerce sur lui pour obtenir des renseignements qu'il n'est pas capable de donner. » Cette phrase, je l'ai écrite dans mon livre sur les crises, *Gouverner l'imprévisible*, il y a plus de dix ans[42]. J'ai eu plusieurs fois l'occasion de me la répéter lorsqu'un journaliste m'a interrogée. « Il faut dire la vérité, et la vérité, c'est que l'on est incapable de prévoir ce qui va se passer à plus de huit jours », ai-je déclaré en juillet 2021.

Finalement, ce qui a aidé chaque pays à anticiper les mesures nécessaires pour contrôler la diffusion du virus, c'est plus l'observation en temps réel de l'épidémie et l'expérience des pays touchés avant eux que les prévisions de modèles souvent complexes, bâtis sur des paramètres instables[43].

6. Un virus fabriqué en laboratoire ?

Grâce aux progrès de la science au XXIe siècle, de nombreux laboratoires dans le monde sont capables de modifier le génome des bactéries et des virus en ayant recours à des techniques de biologie moléculaire. En 2004, des chercheurs japonais ont ainsi fabriqué un virus de la grippe porteur de protéines de surface du virus de 1918 pour étudier les propriétés de ce dernier. Il s'est avéré très virulent chez la souris[44]. En 2012, des équipes américaines ont modifié le virus de la grippe aviaire H5N1 et l'ont rendu plus transmissible chez des furets[45], pour démontrer qu'il représentait un danger pour l'homme. En 2015, une autre équipe américaine a créé, à partir d'un coronavirus de la chauve-souris, un virus synthétique capable d'infecter les poumons des souris[46]. Ces manipulations génétiques dangereuses, qui augmentent la virulence d'un virus en laboratoire, ont été fortement réglementées depuis.

En 2020, la fabrication d'un virus par l'homme a été évoquée, car les premiers patients porteurs du SARS-CoV-2 avaient tous fréquenté le marché de Wuhan, situé près d'un laboratoire de virologie, le Wuhan Institute of Virology (ou WIV). Cet institut avait publié des travaux sur des souches de coronavirus isolées de chauves-souris des grottes de la province du Yunnan, dont la structure était assez proche du SARS-CoV-2.

Ce sont les autorités américaines et le président Trump qui ont été les premiers à évoquer la possibilité d'un virus fabriqué comme une arme biologique, non sans arrière-pensée politique. La question est revenue de nombreuses fois au cours de la crise. Finalement, le président Biden a ordonné à ses agences de renseignements en mai 2021 de conduire une enquête sur l'origine de la pandémie.

Les craintes d'une guerre bactériologique ne sont pas nouvelles

L'utilisation de bactéries pour tuer l'ennemi remonterait au Moyen Âge, avec la projection de vêtements de pestiférés dans des villes assiégées. Le Centre de prévention et de contrôle des maladies américain, le Center for Disease Control (CDC), qui a longtemps servi de modèle mondial pour la lutte contre les maladies infectieuses, s'est en partie construit pour protéger les civils en cas d'attaque biologique, au moment de la guerre de Corée en 1952[47].

Si le SRAS de 2003 a été l'épisode fondateur de la préparation mondiale à une pandémie grippale, un autre épisode survenu deux ans plus tôt, en 2001, aux États-Unis, avait été à l'origine du réarmement des pays pour faire face à une attaque bioterroriste. Il s'agit de l'affaire de l'anthrax (maladie du charbon), survenue une semaine après les attentats du 11 Septembre. Des enveloppes avec de la poudre contenant des spores de bacille du charbon ont été adressées à des personnalités politiques et des médias, entraînant dix-sept infections et cinq décès. Le caractère très concentré des spores de la poudre, difficile à fabriquer pour un non-spécialiste, a d'abord orienté les recherches vers les pays disposant de laboratoires de recherche avancée dans le domaine du bioterrorisme, comme la Russie. Ce n'est que neuf ans après les faits[48] que le responsable, un microbiologiste qui travaillait pour l'armée américaine sur un vaccin contre la maladie du charbon et qui voulait attirer l'attention sur ses recherches, a été identifié. Soupçonné par le FBI, il s'est suicidé avant son arrestation.

À la suite de l'épisode de l'anthrax, beaucoup de pays ont élaboré des plans de réponses aux attaques bioterroristes. En France, les établissements de santé de référence pour la prise en charge des patients atteints d'infections hautement contagieuses, comprenant des chambres d'isolement et des laboratoires de haute sécurité biologique, datent du plan Biotox de 2001. La constitution de stocks d'antibiotiques et de vaccins antivarioliques était également comprise dans ce plan. Cette crainte du bioterrorisme a ainsi impulsé la préparation et facilité les investissements financiers pour lutter contre les épidémies, comme cela avait été le cas pour la construction du CDC en 1952.

Les principaux agents biologiques potentiellement utilisables par des terroristes ont été répertoriés par le CDC en fonction de leur niveau de risque. La liste comprenait des virus ou des bactéries d'origine naturelle, dont la détention dans les laboratoires a été limitée et réglementée. Jusqu'à ce jour, aucun de ces micro-organismes n'a été utilisé par les terroristes. En 2001, le CDC n'envisageait pas encore comme techniquement possible une arme biologique entièrement fabriquée par l'homme.

L'origine naturelle du virus privilégiée par le renseignement américain et la plupart des scientifiques

Le rapport des agences de renseignement américaines sur l'origine du SARS-CoV-2 commandé par le président des États-Unis a été rendu public fin octobre 2021. Il a éliminé l'hypothèse d'une arme biologique fabriquée par l'homme, hypothèse que la plupart des virologues considéraient du reste comme une fausse piste, en raison de l'absence de séquence génétique dans le virus évoquant une telle manipulation[49]. On pourrait rajouter à cet argument la difficulté à créer en laboratoire un virus capable d'entraîner une pandémie, sachant que notre compréhension des mécanismes moléculaires qui régissent la capacité d'un virus à se transmettre d'homme à homme reste des plus limitées.

Après plus de deux années de recherche, les clés de la transmissibilité du SARS-CoV-2 sont encore très imparfaitement connues. Une étude de la prix Nobel Jennifer Doudna situe la transmissibilité non au niveau de la protéine Spike, responsable de la fixation du virus aux cellules humaines, mais dans une autre région du génome du virus (protéine N), qui favoriserait la fabrication du virus par les cellules humaines et expliquerait qu'une personne infectée par le VOC Delta excrète beaucoup de virus et soit ainsi très contagieuse[50]. *Les virologues du monde entier admettent bien volontiers qu'ils auraient été incapables de concevoir un virus aussi sophistiqué qu'Omicron, capable d'échapper aux défenses immunitaires tout en préservant sa fixation aux cellules respiratoires, combinaison qui leur paraissait impossible avant de l'observer avec ce variant*[51]. Resterait la possibilité d'une manipulation génétique « accidentelle » qui, elle, n'a pas pu être éliminée formellement.

Si l'hypothèse d'une fuite de laboratoire a aussi été évoquée, c'est parce qu'il y a eu plusieurs précédents dans le monde. En 1977, un virus grippal H1N1 a ainsi réémergé à partir d'un congélateur[52], alors que ce virus (qui descendait en ligne directe de la souche pandémique de 1918 mais était heureusement devenu beaucoup moins mortel) avait disparu, remplacé par un autre virus grippal. En 1978, à Birmingham, une personne était décédée du virus de la variole échappé d'un laboratoire voisin[53]. En 2004, deux techniciens du laboratoire de virologie de Pékin s'étaient infectés en manipulant le virus du SRAS et ont été à l'origine de neuf cas, dont un décès.

Pour le SARS-CoV-2, l'OMS n'a eu l'autorisation d'enquêter sur place qu'un an après le début de l'épidémie[54]. Bien qu'aucune infection n'ait été détectée chez le personnel au début de l'épidémie par les responsables du VIW, l'absence d'enquête indépendante précoce ne permet pas d'éliminer l'hypothèse d'une fuite. Cette dernière supposerait cependant que le SARS-CoV-2 ait été présent dans les congélateurs du laboratoire avant la pandémie, ce qu'aucun élément n'atteste à ce jour. Le rapport des services secrets américains reconnaît même que ni les autorités chinoises ni les virologues responsables de l'Institut n'avaient vraisemblablement connaissance de l'existence de ce virus avant que la pandémie se déclare en janvier 2020.

L'hypothèse d'une origine naturelle, à partir d'animaux sauvages, est celle que retiennent la plupart des scientifiques, pour plusieurs raisons[55]. Tout d'abord, le SARS-CoV-2 est le neuvième coronavirus qui infecte l'homme et le septième identifié au cours de ces vingt dernières années. Tous ces coronavirus ont une origine zoonotique, comme la majorité des virus humains. Comme le SRAS de 2003, le SARS-CoV-2 a été initialement identifié chez des personnes ayant fréquenté un marché où se vendaient des animaux sauvages vivants, connus pour pouvoir héberger les coronavirus, comme la civette et le chien viverrin[56]. Ce marché a été désinfecté et les animaux présents avant la fermeture n'ont pas été prélevés, ce qui peut expliquer que l'on n'ait pas pu retrouver la trace d'un éventuel hôte intermédiaire entre la chauve-souris et l'homme. Comme le SRAS de 2003, les coronavirus les plus proches du SARS-CoV-2 ont été isolés chez des chauves-souris dans différents pays d'Asie comme la Chine, le Cambodge et le Japon. Pour le SRAS, il a fallu dix ans pour isoler un virus identique à 99,9 % chez la chauve-souris, pourtant considérée dès 2003 comme le réservoir du virus. À ce jour, aucun de ces coronavirus n'est suffisamment proche du SARS-CoV-2 pour être considéré comme son progéniteur direct.

Pour la plupart des scientifiques qui travaillent sur l'origine du SARS-CoV-2[57], sa source animale serait difficile à identifier, car la transmission entre la chauve-souris et l'homme pourrait être ancienne et serait passée inaperçue avant de déclencher la pandémie à Wuhan. Le virus isolé en janvier 2020 serait donc génétiquement assez éloigné de celui d'origine provenant de la chauve-souris. Certaines équipes, comme celle de l'Institut Pasteur, pensent donc que, plutôt que de chercher un virus de chauve-souris qui ait 99,9 % de son génome en commun avec le SARS-CoV-2, il faut se concentrer sur la partie la plus importante du virus, c'est-à-dire celle qui permet au virus de s'accrocher aux cellules humaines et de l'infecter (le Receptor Binding Domain de la protéine Spike), et chercher des virus qui aient cette partie en commun avec le SARS-CoV-2.

De nombreux coronavirus isolés chez la chauve-souris en Asie sont proches du SARS-CoV-2. Ce sont de potentiels candidats à de futures pandémies et cela incite à une surveillance renforcée de ces *hot spots* viraux[58], comme l'avait écrit dès 2017 Zheng-li Shi, responsable du WIV[59]. Trois ans plus tard, les événements lui ont donné raison, mais c'est son laboratoire qui a été suspecté d'être à l'origine de la fuite. *Comme souvent, ce sont les lanceurs d'alerte qui sont les « coupables » désignés.*

II. GOUVERNER L'IMPRÉVISIBLE

Touchant le monde entier, la pandémie de coronavirus a mis en lumière l'impréparation des pays occidentaux qui pourtant avaient tous élaboré, sous l'égide de l'OMS, un plan de lutte contre une pandémie grippale depuis plusieurs années.

Au-delà de cette impréparation, symbolisée en France, au Royaume-Uni et aux États-Unis par la pénurie de masques, la sous-estimation systématique de la gravité de la situation par les dirigeants occidentaux a caractérisé le début de la crise. Ces derniers ont tenu des propos très rassurants pendant plusieurs semaines, alors même que la télévision montrait en boucle les images des hôpitaux débordés en Chine, puis en Italie.

Comment expliquer cette impréparation et cet aveuglement qui ont retardé la mise en place de mesures efficaces, et qui révèlent que les crises imposent aux acteurs un scénario dicté à l'avance, conduisant chaque fois aux mêmes erreurs de jugement ?

7. Pourquoi les pays occidentaux n'étaient-ils pas prêts ?

Pays différents, organisations différentes... et pourtant même constat : les autorités des pays occidentaux ont été prises en défaut par une crise vis-à-vis de laquelle elles ne s'étaient pour la plupart pas ou mal préparées.

Pourquoi n'était-on pas prêt, alors que l'OMS avait, semble-t-il, tiré les leçons du SRAS de 2003 et de la grippe aviaire de 2004 dans un rapport intitulé « Un monde plus sûr, la sécurité sanitaire mondiale au XXe siècle », publié en 2007 ; pourquoi a-t-on été dépassé, alors qu'une grande partie des pays, dont la France, possédaient un plan national de prévention et de lutte « Pandémie grippale » ?

Il y a deux raisons majeures à cette impréparation : l'empreinte des crises passées, et le fait que chaque crise est différente et sort toujours du cadre de référence et des repères des acteurs.

L'empreinte des crises passées

Lorsque l'on se penche sur l'histoire des crises, il est frappant de constater à quel point la sur-réaction ou la sous-réaction des autorités est conditionnée par la crise précédente.

Prenons l'exemple de la France. En 2003, la crise du SRAS a mobilisé le ministère de la Santé pendant plusieurs semaines. Mais, comme la plupart des pays européens, la France a été touchée tardivement et faiblement (sept cas et un décès) et est sortie de cette crise avec le sentiment d'avoir « un système de veille et de sécurité sanitaire performant[1] ». Cette sur-confiance a été immédiatement sanctionnée : l'épisode de la canicule de l'été 2003 a fait 15 000 morts en quelques jours et révélé l'incapacité des autorités sanitaires à faire face à un phénomène brutal et imprévu. Je me rappelle encore la discussion que j'ai eue à cette époque avec le conseiller santé du Premier ministre. Nous étions aussi abasourdis par la violence de la crise que par notre inertie. « Personne autour de nous n'est prêt à faire face à ces crises, alors que le Président se déplace en permanence avec des instructions pour répondre à une menace de guerre atomique », a-t-il fait remarquer, pour souligner la différence de préparation de l'État entre les crises sanitaires et les guerres.

Après le SRAS de 2003, l'OMS a poussé les pays à se préparer non pas à une pandémie liée à un nouveau coronavirus, mais à une pandémie grippale. Pourquoi ? Parce que ses experts se sont référés au passé[2]. Le SRAS avait pu être contrôlé avant d'atteindre l'ensemble de la planète. En revanche, la grippe était plus contagieuse et sa propagation serait trop rapide pour être maîtrisée. En s'appuyant sur l'expérience des pandémies du siècle dernier, l'OMS avait calculé que jusqu'à 25 % de la population mondiale pouvaient être touchés[3], entraînant un débordement des hôpitaux et des perturbations sociales et économiques considérables. La grippe était donc identifiée comme la principale menace.

Cette crainte a été alimentée en 2004 par l'identification des foyers de grippe aviaire en Asie dus au virus H5N1, dont l'OMS pensait qu'il pouvait déclencher une pandémie. Lorsque, en octobre 2005, ces foyers ont atteint l'Europe, la plupart des pays ont constitué, sous l'impulsion de l'OMS, des stocks de Tamiflu®, antiviral actif sur le virus de la grippe. Les États les plus réactifs ont été ceux qui venaient d'être critiqués pour leur inertie lors des crises précédentes. La France, qui sortait de la crise de la canicule, a été l'un des premiers pays à constituer de très vastes stocks de Tamiflu® et de masques, dont la production devait être assurée par des entreprises françaises pour ne pas dépendre de celle de la Chine. Tirant les leçons de la canicule, des exercices de simulation organisés par les autorités militaires avaient préparé les ministres de la Santé et leurs administrations à réagir face à une crise sanitaire majeure. Les États-Unis avaient aussi largement accéléré leur préparation après le passage de l'ouragan Katrina, le 29 août 2005, et les critiques d'inertie qui l'ont suivi. Mais le virus H5N1 n'a jamais acquis la capacité de transmission interhumaine et n'a finalement pas déclenché de pandémie.

Les réactions de l'OMS elle-même aux différentes crises ont également été fortement influencées par l'empreinte des crises précédentes. En avril 2009, un nouveau virus grippal H1N1 a été identifié au Mexique à proximité d'élevages de porcs. Lorsque ce virus a atteint plusieurs continents, l'OMS a déclaré l'état de pandémie le 11 juin, amenant les pays à déclencher des campagnes massives de vaccination. Mais l'impact de cet épisode a été modeste au regard des prévisions alarmistes. Deux cent treize pays ou territoires ont été touchés et, dans la plupart d'entre eux, l'épidémie n'a duré que quelques semaines ; 17 483 décès ont été répertoriés à travers le monde, dont 312 en France, c'est-à-dire moins que lors d'une épidémie de grippe saisonnière.

L'OMS a été fortement critiquée pour avoir sur-réagi et parlé de pandémie. Ses experts ont été accusés d'entretenir des liens avec l'industrie pharmaceutique, qui avait largement bénéficié des achats massifs de Tamiflu® et de vaccins. Il faut savoir que, avant 2009, le terme de « pandémie grippale » était réservé à « une forte augmentation dans l'espace et dans le temps des cas de grippe, accompagnée d'un nombre de cas graves et d'une mortalité élevées, qui fait suite à la détection d'un virus contre lequel l'immunité de la population est faible ou nulle[4] ». L'OMS s'est défendue en expliquant que la mortalité était un critère qui ne pouvait être apprécié que tardivement, raison pour laquelle elle n'avait pas pu en tenir compte.

La sur-réaction de l'OMS au moment du H5N1 en 2005 comme du H1N1 en 2009 peut être vue comme une empreinte du SRAS, qui avait abaissé le seuil d'alerte de ses dirigeants. Sa directrice, Margaret Chan, s'était fait connaître par son action contre le SRAS à Hong Kong en 2003 et elle avait été marquée par cet épisode, tout comme les responsables en France avaient été traumatisés par les conséquences de la canicule. Les critiques de l'OMS qui ont suivi le H1N1 ont, elles aussi, laissé leur empreinte. *La définition du terme « pandémie », qui avait fait l'objet d'innombrables controverses, a fini par disparaître du langage et du site Internet de l'OMS*[5]. Celle-ci lui a préféré l'expression « Urgence de santé publique de portée internationale »

(USPPI) qui lui permettait de mobiliser l'aide internationale sans se prononcer sur la gravité du phénomène. Après avoir été réélue en 2012, Margaret Chan a dissous l'unité d'intervention spécialisée dans la réponse aux épidémies. *L'OMS a recentré son rôle sur l'expertise, laissant aux États membres la responsabilité de l'intervention sanitaire sur le terrain.* Les crédits attribués à la lutte contre les épidémies ont diminué au profit des maladies chroniques.

Ce choix s'est révélé désastreux fin 2013-2014, lorsque le virus Ebola est apparu en Guinée et s'est répandu rapidement en Afrique de l'Ouest, faisant 11 000 décès dans des pays qui n'avaient pratiquement aucune ressource propre pour arrêter les épidémies et prendre en charge les patients[6]. Malgré les appels à l'aide des autorités guinéennes relayés par Médecins sans frontières dès le 13 mars 2014, l'OMS a attendu cinq mois[7] pour déclencher l'alerte (Urgence de santé publique de portée internationale) et mobiliser l'aide internationale. Elle-même a été incapable de déployer des moyens humains sur place.

Ebola a de nouveau démontré que, pour arrêter une épidémie, il fallait disposer de personnel de terrain connaissant bien la population et formé à tracer les contacts et à isoler les patients, ainsi que de tests PCR pour identifier les porteurs de virus. Malgré tout, après cet épisode, ni l'OMS, ni les pays membres comme la France, le Royaume-Uni ou les États-Unis, qui avaient pourtant participé à l'aide internationale, n'ont jugé utile de revoir leur préparation à une pandémie qui est restée calquée sur la grippe, seul danger jugé susceptible de menacer les pays à revenus élevés. Et ce, même si des personnalités influentes comme Bill Gates ont appelé à tirer les leçons d'Ebola[8] pour les pandémies à venir, en constituant des réserves sanitaires de personnel formé et prêt à intervenir. Six ans plus tard, cette expérience a cependant aidé les pays d'Afrique de l'Ouest à faire face au coronavirus[9], tout comme le SRAS de 2003 a aidé les pays d'Asie[10].

La réaction de l'OMS s'est encore fait attendre en 2020 pour le SARS-CoV-2 puisqu'elle n'a officiellement déclaré l'état de pandémie que le 11 mars, alors que 114 pays étaient déjà touchés, se retrouvant contraints pour plusieurs d'entre eux de confiner leur population. Le reproche lui en a été fait par un groupe d'experts indépendants, qui a considéré que ce retard avait pu participer à la minimisation de la gravité de la situation par certains pays et à la confusion concernant les mesures à adopter pour contrôler la circulation du virus[11].

En France aussi, l'épisode de la grippe H1N1 de 2009 a laissé des traces. La préparation exemplaire des autorités à une pandémie grippale s'est retournée contre elle. Pourquoi avoir dépensé autant d'argent pour des stocks de masques qui n'ont pas servi ? La ministre de la Santé de l'époque, Roselyne Bachelot, a été violemment critiquée pour avoir sur-réagi et acheté des dizaines de millions de vaccins. L'effort de préparation de la France au risque pandémique depuis 2004 a été alors jugé disproportionné. Comme l'a retracé la commission d'enquête du Sénat[12], cette préparation a été par la suite pratiquement abandonnée pour des raisons financières et politiques. Les exercices organisés pour entraîner les gouvernants à réagir à une pandémie se sont arrêtés en 2014. Les stocks de masques ont progressivement fondu et se sont révélés nettement insuffisants pour protéger le personnel hospitalier et la population lorsque, en mars 2020, la pandémie de coronavirus a touché la France.

Au-delà de l'empreinte du passé, la crise du Covid a révélé l'impréparation des dirigeants à faire face à un phénomène inconnu

La sortie du cadre de référence et des repères des acteurs est constitutive de toute crise. Or, une erreur habituelle (biais cognitif) est de ne pas considérer qu'on a affaire à une situation nouvelle et d'utiliser un plan de réponse déjà prêt pour y faire face.

La France et le Royaume-Uni ont calqué leurs réponses à la crise du Covid-19 sur leurs plans pandémie grippale. Ce réflexe s'est révélé contre-productif et a été à l'origine des principales erreurs commises au début de la crise, comme l'absence de fabrication de tests à grande échelle, le choix de laisser circuler le virus au lieu de chercher à l'arrêter, ou le retard du confinement[13].

La fabrication massive de tests n'était pas prévue dans les plans pandémie grippale, car elle était considérée comme peu utile, les malades grippés présentant des symptômes. Or, près de la moitié des porteurs de coronavirus étant asymptomatiques, il a été impossible de les identifier et de les isoler sans test. *En France comme au Royaume-Uni et aux États-Unis, la pénurie de tests a rendu les autorités sanitaires aveugles sur l'ampleur de la circulation du virus.*

Les autorités françaises et anglaises n'ont pas tenté d'arrêter le virus sur leur territoire, car la stratégie « tester-tracer-isoler » était considérée comme inefficace pour la grippe, en raison du passage très rapide du virus d'une personne à l'autre. Elles ont construit leur réponse sur une stratégie dite d'atténuation, consistant à freiner la circulation du virus pour « aplatir la courbe des hospitalisations », c'est-à-dire étaler dans le temps le nombre de cas nécessitant une hospitalisation et éviter ainsi le débordement des hôpitaux. Ce choix s'est révélé désastreux. Ce n'est que lorsque les hôpitaux ont été submergés par la première vague que ces gouvernements ont accepté de changer de stratégie et de recourir à un confinement qu'aucun de leur plan n'avait envisagé, mais dont la Chine venait de démontrer l'efficacité[14].

Comme l'ont relevé les parlementaires britanniques[15], « la préparation du pays à une pandémie était trop focalisée sur le modèle de la grippe ». C'est, ajoutaient-ils, « le cœur même de la préparation à une future crise que d'admettre que l'on fera face à beaucoup d'*inconnues*[16] ».

La canicule nous a appris que nous devions être capables d'affronter l'*inconnu*[17], avait relevé la commission d'enquête parlementaire française, en 2004. Il n'y avait pas de plan canicule au ministère de la Santé, car personne n'avait imaginé vivre un tel épisode dans un pays tempéré. C'est la canicule qui m'a fait comprendre que, pour mieux gérer les crises, nous devions nous préparer à « gouverner l'imprévisible », titre que j'ai donné à mon livre publié en 2009.

« Le SRAS nous a appris que nous devions être prêts à faire face au *jamais vu* », avait noté la Commission d'enquête du juge Campbell en 2004 après le SRAS à Toronto, qui avait fait de nombreuses victimes et totalement désorganisé le système hospitalier d'un pays pourtant considéré comme exemplaire. La crise du coronavirus de 2020 nous a aussi rappelé que nous devions nous préparer à affronter un phénomène imprévu et inconnu.

Les seuls pays qui ont su faire face rapidement à la crise et innover ont été les pays fortement touchés par le

SRAS de 2003, comme la Chine, Hong Kong, la Corée du Sud. Ils avaient concrètement éprouvé ce qu'il en coûtait d'un point de vue humain et économique de se laisser surprendre par l'imprévisible. Une autre démonstration de l'empreinte des crises passées.

8. Pourquoi les gouvernements ont-ils systématiquement sous-estimé la gravité de la crise ?

Les quatre erreurs ou biais cognitifs de la crise

Au-delà de leur impréparation, les pays occidentaux ont réagi de la même façon à la crise en mars 2020, suivant les séquences d'un scénario qui semblait écrit à l'avance et dont ils n'ont pu se détacher, alors même qu'ils avaient sous les yeux l'exemple des pays voisins touchés avant eux.

Les dirigeants occidentaux ont ainsi tenu des propos très rassurants et ont systématiquement minimisé le danger pendant plusieurs semaines, ce qui les a conduits à retarder la mise en place de mesures efficaces. Cette minimisation a persisté alors que la vague épidémique frappait les pays voisins. Ce n'est que lorsqu'ils ont été atteints par la première vague et confrontés aux débordements de leurs hôpitaux, que l'Italie, puis la France, puis le Royaume-Uni, et enfin les États-Unis ont pris conscience de la gravité de la situation. Ils ont alors fait volte-face de manière brutale en confinant leurs populations, surprenant des citoyens totalement impréparés. Cette attitude a été sanctionnée par une perte de confiance du public.

Cette minimisation est due à la tendance naturelle des dirigeants et de certains experts à vouloir rassurer à tout prix une population qu'ils pensent incapable de faire face aux dangers et à l'incertitude. Elle se traduit par plusieurs erreurs qui se reproduisent d'une crise à l'autre et qui expliquent pourquoi les autorités réagissent quasi systématiquement avec un temps de retard. Ce sont les quatre erreurs ou biais cognitifs de la crise.

« Ça n'arrive qu'aux autres » : le déni

Au début de la pandémie, en février 2020, face à une menace qu'elles avaient du mal à évaluer, le réflexe des autorités a d'abord consisté à vouloir rassurer la population en niant le danger.

« En France, le risque de propagation du virus au sein de la population française est considéré comme faible[18]. » « La prise en charge rapide des premiers cas importés de Covid-19 en France souligne le fait que le système de santé français est bien préparé à répondre à de telles menaces infectieuses émergentes[19] », affirmait Santé publique France.

Confrontés aux images venant de Chine qui auraient dû nous inquiéter, les commentateurs parlaient de « système de santé fragile rapidement débordé ». Lors de ma première participation à « C dans l'air » mi-février sur France 5, émission animée par Caroline Roux et Axel de Tarlé où je me rendrai souvent, la Chine venait de changer le mode de comptabilité des cas, car elle n'avait plus assez de tests PCR. Une journaliste présente sur le plateau a expliqué ce revirement et le débordement des hôpitaux par la « fragilité du système sanitaire chinois [...], alors que nous, nous savons faire face aux épidémies de grippe et de gastro-entérite ». Lors de cette émission, j'ai rappelé que le SRAS au Canada avait totalement désorganisé le système de santé de Toronto, avec seulement quelques centaines de cas. Face à un nouveau virus, il faut tout apprendre, s'occuper des patients qui affluent et s'exposer soi-même à un danger inconnu, ai-je expliqué. Comme le disait la Dr Anne Schuchat, la directrice adjointe du CDC, « mon expérience est qu'il est important de rester humble quand on est face à de nouvelles infections, et certainement quand on est face à une pandémie[20] ».

Lorsque la pandémie s'est rapprochée et a atteint la Lombardie, le 22 février 2020, les autorités ont encore cherché à rassurer la population en expliquant que l'Italie était moins bien préparée que la France. « Elle est classée trente et unième dans le Global Health Security Index[21] alors que la France est en onzième position », entendait-on sur toutes les chaînes de télévision à qui les autorités avaient fait parvenir le document. L'Italie était aussi « handicapée par son système décentralisé », qui expliquait qu'elle n'ait pas su contrôler la circulation du virus sur son territoire. Elle avait de plus fait l'erreur d'« interdire les vols directs en provenance de la Chine, ce qui ne lui avait pas permis de tracer les voyageurs venant de ce pays ».

« Il n'y a pas d'épidémie en France », avait déclaré le lundi 24 février 2020 le nouveau ministre de la Santé pour achever de rassurer la population. La découverte de plusieurs cas dans l'Oise sans lien avec un voyage à l'étranger allait contredire cette affirmation imprudente le 26 février, soit moins de quarante-huit heures plus tard.

En janvier 2020, aux États-Unis, le président Trump avait quant à lui répondu à un journaliste qui lui demandait s'il était inquiet : « Mais non. Pas du tout. Tout est sous contrôle. Tout va bien se passer[22]. » Le 26 février, comme en France quatre jours plus tôt, plusieurs cas sans notion de voyage à l'étranger ont été identifiés, signalant la circulation du virus sur le territoire[23]. Le lendemain, le président Trump a rassuré son pays : « La réponse des États-Unis à l'épidémie de Covid-19 est un succès remarquable [...]. Le risque pour les Américains est très faible. Notre pays est le mieux préparé du monde. La recherche sur le vaccin avance vite[24]. »

Le déni du danger est habituel au début des crises sanitaires. « La rémission est pour demain[25] », affirmaient les responsables en France, avant la deuxième vague de la grippe espagnole de 1918. « Il n'y a pas de preuve que la maladie de la vache folle soit transmissible à l'homme » ou encore « le risque de transmission est éliminé », assuraient des responsables anglais en 1995 avant d'être démentis par les faits[26]. « La situation est maîtrisée[27] », avançaient également les autorités juste avant la deuxième vague de SRAS à Toronto en mai 2003, ou lors de la canicule de 2003, la veille du jour le plus chaud et le plus meurtrier.

La référence à un risque familier qui rassure

À partir du 27 février 2020, le gouvernement a réalisé que l'épidémie était arrivée en France et que le nombre de cas se multipliait rapidement. Le Premier ministre a alors pris la parole pour dire qu'on se préparait à une épidémie et a décidé le passage au stade 2 du Plan pandémie grippale, actant la circulation du virus de façon limitée sur le territoire. « Mais le passage d'un stade à l'autre ne doit pas inquiéter », a-t-il insisté.

Les autorités ne peuvent plus nier la présence du danger, mais elles cherchent encore à se rassurer et à rassurer la population qui s'inquiète de plus en plus. Le réflexe est alors de se référer à des dangers familiers que l'on connaît et que l'on sait maîtriser.

Au début de cette crise, les autorités se sont en permanence référées à une « grippe », voire une « grippette » que l'« on sait gérer ». Le 11 mars, alors que l'Italie était confinée et les hôpitaux d'Île-de-France, de l'est et du nord du pays débordés, le directeur général de la santé a prononcé quatre ou cinq fois le mot « grippe » lors de sa conférence de presse quotidienne, en expliquant qu'on allait faire comme pour la « grippe saisonnière » que l'on connaissait bien. L'assimilation à cette maladie familière a amené à sous-évaluer la gravité du Covid. Comme l'a révélé un conseiller de l'exécutif cité par *Le Monde*, quand le président a appris, le 12 mars, que l'Imperial College prévoyait plusieurs centaines de milliers de morts en l'absence de confinement, « nous n'avions pas ces informations, nous pensions au départ qu'il s'agirait d'une grosse grippe[28] ».

« Chaque année, 37 000 Américains meurent de grippe. En moyenne, entre 27 000 et 70 000 par an. Et on ne ferme rien, on n'arrête pas la vie et l'économie pour ça », déclarait aussi le président Trump, le 9 mars 2020[29]. À Bob Woodward, l'ex-journaliste du *Washington Post* qui venait l'interviewer, il a expliqué plus tard : « Je voulais minimiser. Je préfère toujours minimiser, parce que je ne veux pas créer de panique[30]. »

Les conseils donnés à la population se veulent également rassurants et minimisent le danger. En France, le samedi 29 février 2020, le ministre de la Santé déclarait : « Le virus circule sur notre territoire et nous devons freiner sa diffusion », mais pas question d'inquiéter « inutilement » la population. « Je recommande désormais et pour une période qui reste à déterminer, d'éviter la poignée de main », ajoutait-il. « Le masque est inutile si vous n'êtes pas malades ou n'avez pas été au contact proche de personnes malades », « l'essentiel des contaminations se fait par les mains »[31]. *Pas un mot sur la distanciation sociale ou sur la nécessité d'éviter les rassemblements en lieux clos, qui étaient pourtant déjà préconisés par les autorités de santé d'autres pays*[32]. Au Royaume-Uni, à la même époque, le ministre de la Santé rassurait aussi la population : « Ce qui marche vraiment, vraiment, insistait-il, pour limiter la transmission du virus, et de loin, c'est de se laver les mains et de mettre la main devant sa bouche quand on tousse, si possible avec un mouchoir[33]. »

Le refus de voir les données les plus inquiétantes ou la cécité de la crise

Chercher à rassurer la population conduit aussi à négliger les données les plus inquiétantes et à refuser d'envisager les scénarios défavorables. Alors que le Center for Disease Control chinois (CCDC) avait précisé en février qu'un patient sur cinq présentait une forme sévère de Covid, la plupart des commentateurs ont retenu que dans « 80 % des cas les patients faisaient une forme minime[34] ». « Il faut raison garder, 80 % des personnes qui sont infectées ne tombent pas malades[35] », aurait dit le président Macron à ses ministres en mars 2020. *Il a fallu attendre que les médecins italiens administrent de l'oxygène aux patients dans leur propre voiture, faute de place dans les hôpitaux, pour que les pays européens réalisent que plus de 20 % des malades hospitalisés étaient sévèrement atteints et que la moitié de ceux qui étaient admis en réanimation décédaient.*

L'autre sujet d'aveuglement des autorités a été l'existence de porteurs asymptomatiques du virus. Les scientifiques chinois et allemands ont révélé dès la fin janvier 2020 que des personnes sans symptôme ou avec des symptômes discrets pouvaient tout de même porter le virus et le transmettre. Les autorités sanitaires françaises ont longtemps mis de côté ces informations, ce qui les a conduites à limiter les tests PCR aux patients les plus malades et à ignorer la majeure partie des infections. Ce n'est que le 26 février, lorsqu'elles ont recherché en vain le patient zéro à l'origine de chaînes de contamination invisibles dans l'Oise, qu'elles ont réalisé le décalage existant entre leur évaluation de l'épidémie et la réalité. La même erreur a été commise au Royaume-Uni, où le SAGE (Scientific Advisory Group for Emergencies), le comité d'experts qui conseillait le gouvernement, a jugé inutile de dépister les personnes asymptomatiques[36], malgré les preuves scientifiques de l'existence d'une transmission asymptomatique.

L'inertie

Finalement, la peur d'annoncer des mauvaises nouvelles ou de prendre des mesures qui pourraient « inquiéter la population » conduit le plus souvent à retarder des décisions pourtant justifiées par la gravité de la situation.

Lorsque la pandémie a atteint l'Italie, le 24 février 2020, le gouvernement français semblait paralysé. Les Français sont revenus de leurs vacances transalpines sans recevoir aucune consigne et ont remis leurs enfants à l'école comme si de rien n'était. Les autorités n'ont pas osé annuler le match de football Lyon-Juventus de Turin, le 26 février, qui a fait traverser la frontière à des milliers de supporteurs piémontais et les a rassemblés dans un stade. Le 27 février, le gouvernement a admis l'existence de l'épidémie en France, mais seuls les rassemblements de plus de 5 000 personnes ont été interdits. Les médias se sont interrogés sur la cohérence des mesures adoptées : pourquoi 5 000 personnes, et pas 1 000 ou 3 000 personnes ?

Entre le 28 février et le 12 mars, il y a eu une déconnexion totale entre la perception de la gravité de la situation par les équipes médicales qui recevaient de plus en plus de patients sévères et les tergiversations des autorités sanitaires. *Malgré l'aggravation rapide de la situation, le gouvernement, réuni en Conseil de défense le dimanche 8 mars, a refusé de reconnaître que la France était en phase pandémique (stade 3 du Plan) en s'abritant derrière l'OMS qui n'avait toujours pas prononcé le terme, paralysée elle-même par ses expériences passées (cf. chapitre 7) et par les pressions du gouvernement chinois.*

Le passage au stade 3 du Plan permet d'admettre ces patients dans tous les hôpitaux du territoire, et non plus seulement dans des établissements de santé de référence pour le risque biologique. Il prévoit aussi des mesures de freinage de la vague pandémique, comme la fermeture des crèches et des établissements d'enseignement, la limitation des déplacements et des rassemblements, ainsi que l'adoption de mesures barrières individuelles (port du masque et respect d'une distance de 1 à 2 mètres). Faute de passage au stade 3, les administrations hospitalières ont imposé à leurs urgentistes de continuer à transférer tous les patients atteints de Covid vers les hôpitaux de référence débordés, dont les équipes étaient au bord de l'épuisement. « On ne va pas interrompre les transports et fermer les écoles, car cela empêcherait le personnel soignant de venir travailler », a aussi expliqué à cette époque le gouvernement aux journalistes, pour justifier son inaction.

Le 12 mars, le Président devait parler. La veille, les États-Unis avaient interdit les vols en provenance de l'Europe et l'OMS avait enfin déclaré l'état de pandémie. Le gouvernement italien avait quant à lui confiné son pays le 10 mars et supplié les autres pays de prendre à leur tour des mesures pour freiner l'épidémie, avant qu'il ne soit trop tard. Mais la porte-parole du gouvernement français avait prévenu les journalistes. Il n'y aurait pas d'annonce. Le Président allait « s'employer à rassurer les Français ». Finalement, à 20 heures, ayant enfin pris la mesure de la crise, le Président a annoncé la mise en place des mesures de freinage prévues en phase 3. Il aurait pris sa décision quelques heures plus tôt en apprenant par son Conseil scientifique que *l'Imperial College*[37]*, qui venait de refaire ses calculs à partir des chiffres d'hospitalisations et de décès italiens, prévoyait plusieurs centaines de milliers de morts.*

Le Royaume-Uni a vécu, avec quelques jours de décalage, le même scénario. Le 13 mars, les autorités refusaient encore de réduire l'activité du pays, malgré la pression des médecins débordés et les prévisions pessimistes des épidémiologistes. Mais, le 19 mars, la BBC a annoncé la fermeture des écoles. Le journaliste a noté : « Hier, on nous expliquait que cela ne servait à rien, car le personnel ne saurait pas quoi faire de ses enfants… » Comme en France le 17 mars, le confinement du Royaume-Uni a été annoncé par le Premier ministre Boris Johnson le 23 mars, devant l'importance de la vague pandémique.

L'inaction par peur d'inquiéter la population a caractérisé l'attitude du gouvernement français jusqu'à l'été 2020. Alors que la circulation virale recommençait à augmenter mi-juillet 2020, des médecins ont sonné l'alerte et prôné le port du masque obligatoire dans les lieux publics[38]. Le 14 juillet, le Président a annoncé que la mesure serait mise en application le 1er août. « Si on constatait avant cette date que l'épidémie reprenait, on avancerait cette échéance, mais ce n'est pas la peine d'angoisser la population », a précisé le Premier ministre… pour finalement mettre en application la mesure trois jours plus tard, devant les critiques suscitées par ce délai incompréhensible. Fin août 2020, le rebond s'est confirmé, avec une augmentation lente mais constante des hospitalisations. Le Premier ministre Jean Castex a déclaré le 27 août qu'« affoler les gens n'est pas utile ». Là encore, il allait falloir attendre le 23 septembre pour que des mesures de freinage soient reprises.

Devant l'inertie des autorités, l'alerte émane le plus souvent du terrain, qui perçoit la gravité de la situation. Ce désaveu par les événements prend à contre-pied des autorités se voulant rassurantes et les oblige à une brutale volte-face, sanctionnée par une perte de confiance du public.

La lutte contre le virus du Covid s'est révélée être une course de vitesse, et les pays qui ont réagi avec rapidité ont réussi à contrôler les vagues successives plus rapidement, avec moins de victimes et des restrictions de liberté moins prolongées. Comme le déclarait la Première ministre néo-zélandaise en août 2020, « l'une des leçons que nous avons apprises de l'étranger est de faire tout notre possible et le plus tôt possible pour enrayer les poussées ».

L'inclination naturelle à vouloir rassurer est liée à l'idée répandue selon laquelle la population n'est pas capable d'entendre des mauvaises nouvelles. « Je rappelle que, au début, on m'a expliqué que j'allais faire peur aux Français[39]... », a expliqué le ministre de la Santé Olivier Véran pour se justifier d'avoir cherché à rassurer, en parlant d'absence d'épidémie en France le 24 février, alors que la Lombardie était touchée. Parfois, cette pression s'exerce aussi sur les scientifiques. Le 26 février, alors qu'on venait de mettre en évidence le foyer dans l'Oise, une journaliste radio inquiète m'avait interpellée avant que j'intervienne : « J'espère que vous allez nous rassurer. » Je lui avais répondu que je ne voulais pas minimiser et que s'ils souhaitaient des personnes qui rassuraient, il fallait inviter d'autres experts.

Bien que très ancrée dans les esprits, cette idée suivant laquelle on va faire paniquer les gens en leur exposant les dangers auxquels ils sont confrontés ne repose sur aucun fondement. « Ne cherchez pas à rassurer. Soyez prudents avant de comparer les risques. Ne surestimez pas le risque de panique. La panique est un événement rare en réponse à la crise. Les efforts pour l'éviter (dissimuler des mauvaises nouvelles ou vouloir rassurer à tout prix) peuvent eux-mêmes favoriser la panique[40] », disaient Sandman et Lanard, qui conseillaient la communication de crise de l'OMS en 2003. « Croire qu'un discours de vérité provoque la panique est une idée fausse », ai-je pour ma part déclaré en mai 2020. Minimiser pour rassurer rompt la confiance avec le citoyen[41]. *L'information, la vérité, rassure même quand elle est inquiétante.* « On a moins peur de ce que l'on comprend mieux », conclut l'économiste Philippe Aghion dans sa leçon inaugurale au Collège de France[42].

III. LA RELATION COMPLEXE ENTRE LES POLITIQUES ET LES SCIENTIFIQUES

En mars 2020, les dirigeants politiques, surpris par l'ampleur de la pandémie qui se rapprochait, et désarçonnés par un phénomène qu'ils ne comprenaient pas, ont cherché secours dans la science et « ceux qui savent » pour les guider dans le « brouillard de la crise ».

En France, le président Macron a réuni un Conseil scientifique à l'Élysée et au Royaume-Uni, Boris Johnson a eu recours au SAGE (Scientific Advisory Group for Emergencies). Tous deux regroupaient des experts de renom, dont la mission était d'éclairer les décisions du gouvernement lors des crises.

Mais cette lune de miel entre les politiques et les scientifiques a rapidement pris fin. Le retard du confinement et le débordement des hôpitaux pendant la première vague ont été sanctionnés par une perte de confiance du public en ses gouvernants et une tension forte entre les politiques et les scientifiques qui les conseillaient, chacun cherchant à minimiser sa responsabilité dans ce retard.

Par la suite, les dirigeants français et anglais n'ont pas hésité à prendre leurs distances avec les experts officiels, voire à prendre des décisions contraires à leurs avis, et à revendiquer une gestion politique de la crise tout en affirmant suivre la science.

Qui doit gérer la crise ? Comment comprendre cette évolution des rapports entre les acteurs de la crise ? Est-ce que le gouvernement a tort lorsqu'il prend des décisions contre l'avis des médecins ou des scientifiques ?

Aux États-Unis, la situation a été encore plus tendue. Le président Trump a géré la crise en conflit ouvert avec son conseiller scientifique, le Pr Fauci, qu'il n'a cependant pas osé renvoyer en raison de son prestige. Son cabinet est intervenu plusieurs fois pour influencer de manière directe les décisions des experts des agences fédérales, les Centers for Disease Control (CDC) et la Food and Drug Administration (FDA), pourtant réputées pour leur indépendance. La gestion politique s'est métamorphosée en une véritable politisation de la crise. L'obligation de port du masque dans les lieux publics et la vaccination sont devenues des thèmes politiques, distinguant les États démocrates et républicains. Cette politisation a-t-elle nui à la gestion de la crise aux États-Unis ?

9. Est-ce que le gouvernement a tort lorsqu'il prend des décisions contre l'avis des médecins ou des scientifiques ?

Pendant cette crise, on a successivement vu le président Macron et son gouvernement se réfugier derrière l'avis du Conseil scientifique, puis ne plus le citer, puis dénoncer les erreurs des scientifiques et des médecins, et enfin revendiquer ouvertement de prendre des avis contraires à ceux-ci.

Cette évolution du rapport entre les politiques et les scientifiques s'est aussi produite au Royaume-Uni. Le conseiller spécial de Boris Johnson, Dominic Cummings, et les ministres ont expliqué que, en mars 2020, le gouvernement n'avait pas osé remettre en question les avis des scientifiques du SAGE, puis il s'en est fortement démarqué, s'attirant les critiques de ceux-ci.

Cette transformation des rapports entre politiques et scientifiques révèle l'apprentissage de la gouvernance de la crise par les dirigeants.

Dans un premier temps, désarçonnés face à un phénomène totalement imprévisible, ils espèrent que la science va leur donner la solution. C'est le temps de la sur-confiance.

Mais, face à un phénomène nouveau, la science va montrer ses limites et parfois même induire en erreur les dirigeants en leur proposant une grille de lecture erronée des événements. Critiqués pour ces erreurs, politiques et scientifiques se rejettent mutuellement la faute. C'est le temps des tensions.

Confrontés à l'incertitude, les gouvernants n'hésitent plus à reprendre la main et à revendiquer la gestion politique de la crise, quitte à contredire leurs conseillers scientifiques. La durée de la crise va progressivement déplacer les enjeux vers des aspects non sanitaires, et renforcer cette légitimité. C'est l'affirmation du leadership politique sur le scientifique.

Avec le temps et l'expérience, politiques et scientifiques intègrent l'incertitude et trouvent leurs marques. La science éclaire les politiques. Elle les aide à comprendre l'évolution de la pandémie et à envisager tous les scénarios pour mieux s'y préparer. Les politiques, eux, ont compris la nécessité d'anticiper les scénarios défavorables pour ne plus se laisser surprendre, ce qui leur donne parfois un temps d'avance sur la science qui, par nature, cherche la preuve par la démonstration.

Ces séquences ont été particulièrement bien illustrées lors de cette crise en raison de sa longueur exceptionnelle.

« La science nous guide » ou le temps de la sur-confiance

Une des raisons du retard du confinement en France comme au Royaume-Uni a résidé dans l'idée, largement répandue en février et début mars 2020, que la meilleure stratégie face au coronavirus n'était pas d'essayer de l'arrêter – comme l'avaient fait les pays asiatiques –, mais de le laisser circuler tout en atténuant un peu sa progression, pour que, progressivement, la population acquière une immunité naturelle contre l'infection sans débordement des hôpitaux.

Jusqu'à début mars 2020, ce scénario reflétait un consensus entre le gouvernement britannique et les conseillers scientifiques du SAGE, comme le révèle le rapport des parlementaires[1]. Neil Ferguson, l'épidémiologiste « phare » de l'Imperial College qui faisait partie du comité SAGE, en était l'inspirateur. Il pensait que c'était la seule façon d'éviter une deuxième vague, qui, disait-il, surviendrait forcément lors de la levée des mesures de restrictions si celles-ci contrôlaient « trop efficacement » l'épidémie[2] et empêchaient d'atteindre l'immunité collective. Cette conviction s'appuyait sur des modélisations qu'il avait réalisées à partir de la pandémie grippale de 1918[3]. Les experts du comité SAGE et ceux qui conseillaient le gouvernement français ont de bonne foi défendu cette « stratégie d'atténuation » douce de la pandémie, qui faisait partie du Plan de prévention et de lutte contre la pandémie grippale[4]. Les dirigeants ont été d'autant plus faciles à convaincre qu'ils étaient soucieux de ne pas interrompre la vie sociale et économique de leur pays. Le ministre de la Santé, Olivier Véran, avait tracé en direct sur BFM le 10 mars le schéma de l'Imperial College publié dans la revue scientifique *The Lancet*[5], illustrant l'aplatissement des courbes du nombre de malades, pour montrer les bases scientifiques de la stratégie suivie par le gouvernement. Et le ministre de l'Éducation nationale, Jean-Michel Blanquer, avait expliqué le 15 mars sur France Info : « Comme vous le savez, depuis le début la stratégie n'est pas d'empêcher que le virus passe, on sait qu'il passera probablement par plus de la moitié d'entre nous, mais c'est de faire en sorte qu'il passe de la manière la plus étalée dans le temps pour qu'on puisse soigner. »

Mais le Covid s'est révélé plus mortel que la grippe, et le nombre réel de contaminations était déjà bien plus grand que ce que voyaient les autorités, aveugles faute de tests et sourdes aux alertes du terrain. La gravité de la vague a amené le président italien à confiner son pays le 10 mars. Avec un décalage de plusieurs jours sur l'Italie, les hôpitaux français puis anglais se sont eux aussi remplis de patients graves et le nombre de morts a augmenté. Les épidémiologistes de l'Imperial College ont refait leurs calculs à partir des chiffres italiens et ces nouvelles projections ont montré que la stratégie d'atténuation qu'ils préconisaient entraînerait plusieurs centaines de milliers de décès et un débordement majeur des réanimations[6]. Ils ont transmis leurs prévisions aux responsables sanitaires français et anglais.

Le 12 mars, en France comme au Royaume-Uni, les autorités ont enfin compris qu'il fallait réagir et prendre des mesures pour freiner la vague, mais elles espéraient encore éviter un confinement jugé tellement infaisable dans les pays démocratiques que personne ne l'avait jusque-là envisagé. « Il n'y a pas de plan confinement. Il n'existe pas, le SAGE ne l'a pas modélisé », avaient expliqué au Premier ministre britannique ses conseillers très inquiets, après avoir lu les prévisions catastrophiques de l'Imperial College[7].

En France, le Président a annoncé ce jour-là les premières mesures de restrictions et réaffirmé dans le même discours sa confiance dans la science et les médecins qui le conseillaient : « Un principe nous *guide* pour définir nos actions, il nous guide depuis le début pour anticiper cette crise, puis pour la gérer depuis plusieurs semaines, et il doit continuer de le faire : c'est la *confiance* dans la science. C'est d'écouter celles et ceux qui *savent.* [...] Nous avons en France les meilleurs virologues, les meilleurs épidémiologistes, des spécialistes de grand renom. » Il a aussi expliqué qu'il avait décidé de maintenir le premier tour des élections municipales après avoir interrogé ces scientifiques, car « ils considèrent que rien ne s'oppose à ce que les Français, même les plus vulnérables, se rendent aux urnes ». Le même jour, Boris Johnson, s'abritant lui aussi derrière la science, a prévenu les Anglais qu'il allait être contraint de prendre rapidement des mesures pour ralentir la vague. « À toutes les étapes, nous avons été guidés par la science et nous ferons les choses au moment où il le faudra. »

Les premières tensions entre politiques et scientifiques

En France, l'aggravation de la situation sanitaire dans la semaine du 12 au 16 mars a finalement obligé le Président à confiner son pays, le 17 du mois. Le maintien des élections municipales du 15 mars est apparu rétrospectivement comme le symbole de la sous-estimation de la gravité de la situation au sommet de l'État. Il a cristallisé les tensions entre les politiques et les scientifiques, chacun essayant de minimiser sa responsabilité dans cette décision. Erreur scientifique, comme l'a laissé entendre Emmanuel Macron ; erreur politique, s'est défendu le Conseil scientifique et son président, le Pr Jean-Francois Delfraissy[8], qui a estimé que cette décision éminemment politique ne pouvait lui incomber ; erreur de communication en tout cas, car face à une injonction paradoxale leur demandant à la fois d'aller voter et de restreindre leurs déplacements, les Français n'ont pas compris la gravité du danger et ont continué à se rassembler et à s'infecter jusqu'au soir du 16 mars, veille du confinement. « Le public va malheureusement se rendre compte de la gravité de la situation », titre le podcast de l'interview que j'ai donnée quelques heures avant l'annonce du confinement au *Parisien*, dans des locaux qui venaient d'être abandonnés par des journalistes eux aussi totalement surpris.

On peut supposer que cette erreur a fait comprendre au Président les limites de l'expertise scientifique en temps de crise, que d'autres hommes politiques avaient apprises avant lui. Lors de la crise de la canicule de 2003, le Premier ministre, Jean-Pierre Raffarin, faussement rassuré par des médecins qui avaient évoqué une augmentation de la mortalité « habituelle en été », avait confié à l'un de ses conseillers qu'il fallait se méfier des experts.

Par la suite, le Conseil scientifique a été prié de s'adresser aux conseillers des cabinets ministériels ou à leurs administrations, et non plus directement à l'Élysée. La nomination, le 24 mars 2020, d'un second comité de chercheurs chargé de conseiller le gouvernement (le CARE, pour Comité analyse, recherche et expertise), dont le rôle est d'ailleurs resté assez obscur, est apparue comme une reconnaissance implicite de cette défiance.

Au Royaume-Uni, le débordement plus rapide que prévu des hôpitaux a aussi pris à contre-pied Boris Johnson et l'a amené à confiner le pays le 23 mars, surprenant des Britanniques peu préparés, qui sortaient encore dans les pubs bondés et se promenaient en famille comme leurs homologues français une semaine plus tôt.

Il a aussi été critiqué pour avoir sous-estimé la gravité de la situation. Neil Ferguson a quant à lui démissionné du SAGE, après la révélation par la presse qu'il avait reçu sa maîtresse chez lui pendant le confinement. Cette démission forcée a été l'un des signes révélateurs des tensions qui s'étaient installées, comme en France, entre les dirigeants et les experts officiels.

Les experts s'étaient trompés de stratégie en cédant au biais cognitif habituel des crises, qui est de se référer à un cadre connu, la pandémie grippale, qu'ils avaient étudiée de près. Dans leur rapport sur la crise en septembre 2021, les parlementaires britanniques ont reproché au gouvernement d'avoir construit ses décisions uniquement sur l'avis scientifique du SAGE, sans exercer de jugement critique[9]. Comme le disait le Pr Dominique Dormont, qui présidait en 1996, lors de l'épisode de la vache folle, le premier comité chargé de conseiller des dirigeants français à l'occasion d'une crise : « *Le premier message à faire passer doit concerner les limites des connaissances (scientifiques) à disposition ; dès lors, le décideur peut clairement voir qu'au-delà de ça, c'est lui qui opère [...]. Le politique doit sortir du parapluie de l'expertise, l'expertise doit admettre de ne plus être un oracle quasi inviolable.* »

L'incertitude scientifique s'est introduite comme une nouvelle donne pour les décideurs et a précipité une gestion plus politique de la crise.

L'affirmation du leadership politique de la crise

Tirant les leçons des premiers mois de la crise, le Président et son Premier ministre se sont appuyés sur cette incertitude scientifique pour revendiquer une gestion politique de la crise.

Le président Macron a pris des décisions importantes sans consulter ou sans suivre les avis du Conseil scientifique. Les plus emblématiques sont la date du déconfinement, le 11 mai 2020, et la réouverture des écoles, par la suite. « Le choix du 11 mai, c'est le retour du politique, a déclaré un ministre. Sur ce sujet, Macron a tranché seul, en l'absence de consensus[10]. »

Autre témoignage de cette reprise en main de la gestion de la crise par les politiques, le président du Conseil scientifique a été sèchement rappelé à l'ordre par l'entourage du Président lorsqu'il a pris la parole avant le Conseil de défense du 11 septembre, pour annoncer les mesures restrictives destinées à prévenir la deuxième vague.

Par la suite, le Premier ministre n'a pas manqué de souligner à plusieurs reprises que les experts avaient changé d'avis sur le port du masque ou que leurs modèles n'avaient pas prévu la deuxième vague de septembre 2020, ou encore qu'ils s'étaient trompés en conseillant de fermer les écoles.

Mais c'est au moment de la vague Alpha, début 2021, que le débat public sur le confinement opposant médecins et gouvernants a le mieux révélé la prééminence du leadership politique sur le scientifique[11]. D'un côté se trouvaient les modélisateurs qui prévoyaient la vague Alpha entre février et mars et des médecins qui demandaient un confinement « préventif » avant que la vague n'encombre les hôpitaux. De l'autre, il y avait un gouvernement déterminé à gagner du temps pour raccourcir ou même éviter ce confinement en raison de son impact socio-économique, en comptant sur la campagne de vaccination. L'exécutif s'est servi de l'incertitude des prévisions pour se justifier. « Les modèles se trompent », disait-il en se référant à l'absence de vague en février[12], aggravant la fracture avec les scientifiques.

Le 31 mars 2021 le Président a finalement annoncé le troisième confinement du pays, car les réanimations étaient remplies. Beaucoup de médecins lui ont reproché cette décision qu'ils ont jugée tardive et susceptible d'avoir augmenté le nombre de décès. Des plaintes ont été déposées auprès de la Cour de justice de la République. Des épidémiologistes ont aussi critiqué la date du déconfinement et la réouverture des écoles, qu'ils jugeaient prématurées, accusant les politiques de « ne pas suivre les données de la science[13] ». Mais le déconfinement à partir du 3 mai, avec une ouverture progressive des collèges et des lycées, n'a pas été suivi par un rebond. « La baisse de l'incidence, particulièrement rapide depuis mi-mai 2021, a surpris le monde scientifique par son ampleur et sa vitesse », a admis le Conseil scientifique[14].

Cet épisode révèle les deux changements majeurs intervenus après la première vague, mais plus spécifiquement en 2021, après une année entière de crise.

Le premier changement est que les responsables, ayant intégré les incertitudes des modèles, ont décidé d'adapter leurs décisions non pas aux prévisions, mais à la réalité de la situation. Ils ne croient que ce qu'ils voient, comme je l'ai déclaré à la presse début mars 2021[15]. *Et ils voyaient bien mieux qu'un an plus tôt, car les dépistages à grande échelle ont permis de suivre la courbe du nombre de contaminations, et les tableaux de bord hospitaliers ont donné au jour le jour un état des lieux du remplissage des réanimations. On était loin du brouillard de la première vague, où seuls les médecins du terrain pouvaient se rendre compte de la gravité de la situation.* Le président Macron s'est aussi certainement souvenu que, lors de la deuxième vague, les prévisions des modélisateurs lui avaient fait déclarer, le 28 octobre 2020, que « quoi que l'on fasse, il y aura 9 000 patients en réanimation mi-novembre », alors que ce nombre n'avait finalement pas dépassé les capacités de ces services (de l'ordre de 5 000 en France).

Chris Whitty, le médecin-chef du gouvernement britannique[16], a déclaré lors de son audition devant les parlementaires qu'il se fondait « non pas sur les modèles, mais sur ce qui se passait et ce que l'on pouvait observer ». Il est vrai que, durant cette pandémie, la simple observation des pays touchés avant nous a été une source essentielle d'enseignements. Ce fut le cas avec la Chine et l'Italie lors de la première vague au printemps 2020, ou encore lorsque l'Angleterre a été atteinte avant la France par les vagues Alpha début 2021, Delta pendant l'été 2021 ou Omicron BA.1 en hiver 2021-2022. Ce fut encore le cas en juillet 2022 lorsque la vague Omicron BA.5 a atteint la France, après l'Afrique du Sud et le Portugal plusieurs semaines auparavant.

Le deuxième changement majeur est celui qu'avait énoncé le Pr Dominique Dormont lors de la crise de la vache folle : « La décision politique est multifactorielle : la science n'est qu'un paramètre. »

Or, avec la durée de la crise, le poids de l'impact socio-économique a augmenté. Il s'est écoulé un an depuis le premier discours d'Emmanuel Macron resté célèbre par ces mots : « La santé n'a pas de prix. Le gouvernement mobilisera tous les moyens financiers nécessaires… quoi qu'il en coûte. » Les commerces ont dû fermer. Les restaurateurs et les gérants des bars ont manifesté. Des personnes ont perdu leur outil de travail. Interrogée le 27 novembre, après la diffusion du témoignage d'un couple de tatoueurs obligé d'accepter l'aide alimentaire pour survivre, j'ai expliqué que nous n'avions jamais été confrontés à des situations où des mesures prises pour protéger la santé publique entraînaient la souffrance des individus. *Mais, outre les drames individuels, la crise a eu des conséquences sociales, économiques, scolaires et même des effets sanitaires collatéraux sur la santé mentale et la prise en charge des autres pathologies. Reconfiner la population est devenu un choix de plus en plus difficile et les médecins qui ont demandé un confinement immédiat ont rencontré des interlocuteurs de plus en plus hostiles et ont même reçu des menaces.* « Il faut tout faire pour retarder le confinement. Le confinement est un levier auquel nous devons recourir quand on ne peut pas faire autrement. Il faut le retarder. Cette décision de ne pas confiner s'est révélée la bonne, car elle nous a permis de gagner du temps. Et, pendant ce temps, notre activité économique ne s'est pas effondrée et les écoles ont pu rester ouvertes », a déclaré le Premier ministre Castex lors de sa conférence de presse 25 février 2021, pour justifier la position du gouvernement.

Ce rééquilibrage a été observé dans tous les pays. « Diriger un pays pendant une pandémie n'est pas seulement une question sanitaire, a déclaré le Premier ministre israélien Bennett devant l'Assemblée générale de l'ONU le 27 septembre 2021[17]. Il s'agit d'équilibrer soigneusement tous les aspects de la vie qui sont affectés par le virus, en particulier les emplois et l'éducation. Si les médecins constituent un apport important, ils ne peuvent pas être ceux qui dirigent l'initiative nationale. La seule personne qui a une bonne vue d'ensemble de toutes les considérations est le dirigeant national d'un pays donné. Par-dessus tout, nous faisons tout ce qui est en notre pouvoir pour fournir aux gens les outils nécessaires pour protéger leur vie. »

Et, face à l'incertitude et à la nécessité de prendre en compte des facteurs sanitaires mais aussi socio-économiques, le choix n'est pas simple. Il y a toujours plusieurs options possibles et jamais de solution parfaite. Dans mes interventions, j'ai toujours veillé à bien distinguer le rôle du scientifique, qui est d'éclairer la décision par les données dont il dispose, et celle du politique, qui est de la prendre en faisant la synthèse de l'ensemble des facteurs. Le 25 avril 2020, j'expliquais à Ruth Elkrief qu'il fallait de façon urgente mettre en place un dispositif capable d'isoler les patients et tracer rapidement les contacts pour casser les chaînes de contaminations et les réduire au maximum avant le déconfinement, car sinon, nous ne serions pas prêts. « Alors, vous voulez retarder le déconfinement ? m'a demandé Alain Duhamel sur le plateau. – Non, c'est une décision politique et je la respecte, mais on doit être dans les meilleures conditions possibles pour éviter un rebond. »

En avance sur la science ?

Cette crise d'une exceptionnelle longueur a éduqué nos gouvernants, échaudés par leurs premières erreurs. Ils ont appris, en France comme ailleurs, à gouverner dans l'incertitude, à envisager les scénarios défavorables au lieu de se rassurer et de rassurer la population, et à innover face à des situations « jamais vues ».

Cela les a parfois amenés à faire des choix qui semblaient relever du domaine scientifique avant que les scientifiques eux-mêmes n'aient eu le temps de rassembler les preuves de l'efficacité de ces décisions. Comme l'a dit le Pr Jean-François Delfraissy : « Le temps du politique, sur lequel pèse une exigence de réactivité à court terme [...] n'est pas nécessairement le temps du scientifique, qui par nature, face à un risque émergent, doit composer avec des hésitations et exige un recul suffisant pour produire des résultats crédibles[18]. »

Deux exemples ont illustré ce temps d'avance des politiques sur la science : le pass sanitaire et le rappel vaccinal.

Pour les dirigeants occidentaux, malmenés par la crise, la vaccination est apparue comme la solution pour sortir du cycle infernal des mesures de restrictions. La « meilleure arme anti-confinement ». Ils ont été d'autant plus prompts à s'emparer du sujet que leur image avait été ternie par la gestion initiale de la crise. Ce fut le cas du Royaume-Uni, un des pays les plus endeuillés par la pandémie en 2020, qui a été le premier à débuter la campagne de vaccination et qui est resté longtemps en tête en Europe.

En France, le démarrage de la campagne de vaccination a été plus lent que dans d'autres pays européens, en partie en raison de la réticence initiale à ouvrir des vaccinodromes. Cette hésitation était une trace de la crise du H1N1 de 2009, durant laquelle l'échec de la campagne (moins de 10 % de la population avait été vaccinée) avait été imputé à la mise en place de centres de vaccination dédiés excluant les médecins généralistes, acteurs traditionnels de la vaccination. Par la suite, en 2021, ce retard a été rattrapé grâce à la multiplication des grands centres de vaccination, à l'implication des médecins, pharmaciens et infirmières libérales, mais aussi au pass sanitaire, que la France a été l'un des premiers pays à mettre en place.

Fin juin 2021, la campagne vaccinale avait en effet recommencé à stagner[19] et les contaminations avaient de nouveau augmenté. Le Président craignait que la course entre le vaccin et le virus ne tourne à l'avantage de ce dernier. Inquiet, il avait annoncé le 12 juillet la mise en place d'un pass sanitaire pour entrer dans les lieux publics. Cette décision « éminemment politique », comme le souligne le Conseil scientifique, était sans précédent et ne pouvait donc pas s'appuyer sur des arguments scientifiques. Ce pass sanitaire a entraîné une augmentation spectaculaire des vaccinations et a été bien accepté par la majorité de la population. C'est rétrospectivement que les modélisateurs de l'université d'Oxford ont démontré en octobre l'efficacité de cette nouvelle stratégie en se fondant sur l'exemple de la France[20]. Le choix politique avait dû précéder la démonstration scientifique, qui avait besoin de s'appuyer sur des études en vie réelle.

Le rappel vaccinal constitue un autre exemple de ce temps d'avance politique sur la preuve scientifique. Dans beaucoup de pays, la campagne de rappel a été promue dès août 2021 par des politiques inquiets du redémarrage de l'épidémie, alors que leurs scientifiques estimaient qu'ils n'avaient pas assez de preuves de son utilité.

En Israël, le Premier ministre Bennett avait décidé d'entamer cette campagne en août, alors que, selon ses déclarations, « certains de ses experts s'étaient opposés au rappel à un moment critique[21] ». Son choix a été secondairement conforté par les études scientifiques menées d'abord en Israël, puis dans les autres pays, qui ont toutes confirmé l'intérêt de cette dose de rappel pour restaurer une protection vaccinale qui s'était estompée avec le temps.

Aux États-Unis, Joe Biden s'est heurté à la même réticence. Des experts de la FDA, traumatisés par les interventions de son prédécesseur, ont même démissionné pour protester contre la décision du Président, qu'ils estimaient prématurée[22, 23]. En France, le débat a été plus apaisé, mais il a aussi reflété la timidité initiale des experts par rapport aux politiques, qui ont poussé leurs agences sanitaires à autoriser un rappel dès le mois de septembre.

Fin novembre 2021, le rappel a été généralisé à l'ensemble de la population adulte en Europe et aux États-Unis face à l'arrivée du variant VOC Omicron. Là encore, la décision politique avait dû précéder la preuve scientifique, qui avait besoin de données de vie réelle pour sa démonstration.

Des enseignements pour concilier science et politique ?

Après deux ans de crise, les gouvernants ont intégré l'incertitude scientifique. Il leur faut gouverner l'imprévisible. Et face à l'inconnu, ils se doivent d'être proactifs et d'envisager les scénarios raisonnablement défavorables. Ils n'hésitent plus à prendre des décisions qui ne peuvent pas être guidées par la science. C'est une vraie mue par rapport au début de la crise, quand les gouvernants pensaient pouvoir s'abriter derrière elle. Comme l'a souligné le rapport parlementaire britannique[24], la recherche de la preuve scientifique parfaite peut être un obstacle en temps de crise. C'est une réflexion qui s'applique aussi au débat sur le port du masque, comme on le verra.

Les épidémiologistes du Conseil scientifique ont aussi intégré la leçon des premiers mois de la pandémie. Ils expliquent, à partir d'octobre 2020, que ce ne sont pas des prévisions qu'ils délivrent, mais des scénarios, qui vont du plus au moins favorable. Nos modèles, disent-ils, nous aident à comprendre ce qui pourrait se passer selon différentes hypothèses. Ils sont faits pour être démentis par les mesures sanitaires. « Faire mentir ces modèles pour que le pire n'arrive jamais[25, 26]. » Les conseillers officiels du gouvernement britannique expliquent la même chose[27] : « Le SAGE ne fournit pas de solutions ou de directives dogmatiques, il fournit des informations, des conseils, des scénarios et aide à déterminer les conséquences possibles des actions. Aucun scientifique ne prétendrait, dans cette pandémie d'évolution rapide et imprévisible, avoir le monopole de la sagesse sur ce qui se passera. »

La synthèse revient au porte-parole de la Maison Blanche qui a déclaré fin novembre 2021 : « Depuis le début, ce virus est imprévisible, et c'est pourquoi nous nous sommes préparés à tous les scénarios, suivant la science, et nous agirons fermement pour protéger les citoyens américains[28]. »

La science éclaire en reconnaissant ses incertitudes, le politique décide et agit.

10. La politisation a-t-elle nui à la gestion de la crise ?

Le cas américain

Contrairement à ce que l'on aurait pu penser de la part d'un pays démocratique doté de puissantes agences fédérales de santé comme les Centres de contrôle et de prévention des maladies (Centers for Disease Control and Prevention, CDC) ou l'Agence fédérale du médicament (Federal Drug Agency, FDA), c'est aux États-Unis que l'influence de la politique sur la gestion de la crise a été la plus visible.

Cette intrusion s'est exercée pour le meilleur et pour le pire. Pour le meilleur, car la mobilisation de moyens financiers considérables et la mise en place de partenariats public-privé, sous l'influence directe de la Maison Blanche, ont accéléré la mise au point de vaccins et de tests de diagnostic rapide. Pour le pire, car les États-Unis sont l'un des rares pays où la mortalité liée au Covid a atteint 250 par 100 000 habitants, un niveau identique à celui du Brésil, dont le PIB par habitant est pourtant dix fois moins élevé. Commençons par le pire.

La politisation de la crise aux États-Unis

Tout a commencé le 28 février 2020, quand la Dr Nancy Messonnier, directrice du département du CDC chargé des infections respiratoires et des vaccins (National Center for Immunization and Respiratory Diseases), a déclaré à la presse que la diffusion du virus aux États-Unis était inévitable : « Le problème n'est pas de savoir si cela va arriver, mais quand cela va arriver et combien de personnes contracteront une forme grave de la maladie. »

Quatre jours avant, le 24 février, l'Italie avait déclaré plus de deux cents cas. Le jour même, le 28 février, la France découvrait que le virus circulait dans l'Oise. « L'impact sur la vie quotidienne pourra être important. Les entreprises, les écoles, les hôpitaux doivent se préparer », ajoutait-elle[29]. L'indice boursier Dow Jones a plongé. L'avertissement a d'autant plus inquiété que, jusqu'à présent, la tonalité des messages qui émanaient de la Maison Blanche était rassurante. Le Président avait même soutenu que la maladie disparaîtrait « comme par miracle avec le beau temps[30] ». Mais ce jour-là, les langues se sont déliées et les Américains ont appris que ce que disait tout haut la Dr Messonnier n'était rien d'autre que ce qui se disait de façon confidentielle dans les réunions officielles. Le président Trump était furieux. Des messages rassurants ont été adressés aux milieux des affaires. Mais personne n'a été dupe.

La Dr Messonnier a été ensuite écartée des réunions officielles de la *taskforce* de la Maison Blanche. Le directeur des CDC, le Dr Robert R. Redfield, a lui aussi disparu des conférences de presse présidentielles. Il a été remplacé par sa directrice adjointe, la Dr Anne Schuchat, qui a eu bien du mal à concilier les demandes du Président avec sa mission, qui était d'alerter la population en cas de menaces. « La politisation n'aide pas, a reconnu la Dr Schuchat. C'est une bataille contre un virus [...]. Il est essentiel que la meilleure science puisse être communiquée aux dirigeants et que nous nous rappelions que nous sommes tous dans le même bateau. » Le livre de Bob Woodward, le célèbre journaliste du *Washington Post*, a révélé que, en février 2020, Donald Trump avait sciemment minimisé la gravité du coronavirus, qu'il considérait déjà comme « un truc mortel », « bien plus mortel qu'une grippe sévère »[31]. L'aggravation de la situation l'a contraint à changer de ton. Son discours a aussi été nettement plus agressif à l'égard de la Chine, accusée d'être responsable de la pandémie. Mais ses interventions politiques à l'encontre de ses agences ne se sont pas arrêtées pour autant.

Un des sujets les plus politisés aux États-Unis a été le port du masque. Alors que le CDC s'efforçait d'y inciter les Américains, le président Trump apparaissait systématiquement en public à visage découvert. « Pour les masques, cela va vraiment être sur la base du volontariat. Vous pouvez le faire, vous n'avez pas à le faire. Je choisis de ne pas le faire, mais certains pourraient vouloir en porter et c'est bon[32]. »

Le CDC n'a pas le pouvoir de rendre le port du masque obligatoire. Cette décision relève de la juridiction des États. Certains gouverneurs l'ont rendu obligatoire et d'autres non, en fonction de leur appartenance au parti républicain ou démocrate. Pour tenter de les convaincre, le CDC a multiplié les études scientifiques démontrant l'efficacité des masques. Fin juin 2020, les chercheurs de la banque Goldman Sachs[33] ont aussi publié un rapport montrant que le masque obligatoire permettrait non seulement de sauver des vies, mais aussi d'économiser 5 % du PIB en évitant des périodes de confinement.

Est-ce ce plaidoyer économique ou le nombre de morts qui a fini par convaincre le Président ? Ou encore sa chute de popularité dans les sondages alors que celle de ses conseillers scientifiques, le Pr Fauci et la Dr Birx, avec lesquels il entretenait des relations houleuses, augmentait[34] ? Le 21 juillet, Donald Trump a reconnu l'aggravation de la situation (143 000 décès) due au « virus chinois » ou à « la peste chinoise » et a recommandé le port du masque[35].

C'est durant l'été 2020 que la politisation de la crise a atteint son sommet. Selon le *New York Times*, l'appartenance politique est devenue ce qui différenciait le mieux les personnes qui portaient un masque et celles qui n'en portaient pas[36]. Une autre enquête a montré que les étudiants sympathisants démocrates respectaient six fois plus les règles de distanciation physique que les sympathisants républicains[37]. La pandémie a aussi été mieux contrôlée dans les États démocrates du Nord-Est qui ont imposé le port du masque[38] que dans les États républicains du Sud qui s'y opposaient.

Les pressions du politique sur les agences fédérales de santé

En septembre 2020, la presse a révélé les pressions qui s'étaient exercées sur le CDC pour que l'agence simplifie ses recommandations sur les précautions à prendre lors de l'ouverture des écoles[39]. Un membre de la Maison Blanche est même allé jusqu'à demander au CDC de retirer une de ses publications sur le sujet[40]. C'est la goutte d'eau qui a poussé plus de 1 000 employés du CDC à écrire une lettre ouverte dénonçant la politisation de l'agence et appelant au respect de son indépendance scientifique[41]. Trump a aussi fait directement pression sur le directeur de la FDA en octobre pour que le vaccin Pfizer soit autorisé avant le jour des élections le 3 novembre, comme il s'y était engagé devant la convention républicaine[42]. Sans succès. « Il y a peu de moments où on a pu voir autant de poussière agitée par des responsables politiques pour si peu de résultats », a déclaré un ancien responsable de la FDA[43]. Hasard ou non, le laboratoire Pfizer a choisi d'annoncer les résultats des études cliniques de son vaccin le lendemain des élections.

La guerre des masques a survécu à Trump en 2021. Et quand le virus Delta a provoqué une nouvelle vague de contaminations en août, les gouverneurs des États républicains se sont opposés au port de masques dans les écoles publiques. « Un État mais deux pays », comme l'a résumé une universitaire américaine[44], paraphrasant l'ancien leader suprême chinois Deng Xiaoping.

Trump a payé cette gestion désastreuse de la pandémie lors des élections présidentielles. Les sondages pré-électoraux ont montré que la majorité des Américains (56 %) pensaient qu'il avait mal géré la pandémie et qu'il serait incapable d'aider le pays à en sortir, à la différence de son concurrent Joe Biden[45].

La réputation du CDC a aussi durablement souffert. Après le changement de président et la nomination d'une nouvelle directrice, plusieurs décisions de l'agence ont été contestées par le monde médical, qui leur reprochait d'être plus politiques ou économiques que scientifiques.

Et c'est bien la frontière entre ces mondes qui s'était effacée pendant l'ère Trump.

Combien de morts cette politisation de la crise aura-t-elle coûtée aux États-Unis ? Il est difficile de le dire. Mais elle a laissé des cadavres. Après la défaite de Trump, les langues se sont déliées. Deborah Birx, qui avait coordonné la lutte contre le coronavirus à la Maison Blanche et était tombée en disgrâce après avoir encouragé le port du masque en août 2020, a estimé devant une commission de parlementaires que des centaines de milliers de décès américains auraient pu être évités[46].

La politisation ne suffit pas à expliquer les très mauvais résultats des États-Unis dans leur lutte contre la pandémie. Mais ce qui est certain, c'est que cela ne les a pas aidés à y faire face. La même remarque pourrait s'appliquer à la Chine qui a refusé d'utiliser les vaccins à ARNm américains, mettant en grande difficulté sa sortie de la stratégie « zéro Covid » (cf. chapitre 15).

L'opération Warp Speed

Trump restera cependant aussi dans l'histoire de cette pandémie comme le dirigeant qui a réuni les industriels du médicament et tapé du poing sur la table pour qu'ils fabriquent un vaccin en quelques mois, alors même que cette demande paraissait irréaliste pour ses conseillers scientifiques. Sous son impulsion directe, un partenariat public-privé, l'opération Warp Speed, a été lancé début avril 2020. Cette opération avait pour mission d'aider les entreprises à développer des vaccins grâce à des apports financiers massifs et une collaboration étroite avec le département de la Santé, les agences fédérales (CDC,

FDA) et les instituts de recherche (dont le National Health Institute), ainsi qu'avec le département de la Défense. L'opération était dotée de 11 milliards de dollars. Elle a cofinancé, entre autres, le développement des vaccins de Moderna, Oxford-Astra-Zeneca et Janssen. Dirigée par le Pr Moncef Slaoui, elle a contribué à ce qui fut certainement la plus grande victoire scientifique de cette pandémie : des vaccins disponibles en moins d'un an. Quand Biden a remplacé Trump, il a débaptisé l'opération Warp Speed et remplacé Moncef Slaoui. Ça se passe comme ça à la Maison Blanche.

Cette pandémie a redémontré que la gestion d'une crise est toujours politique. Mais cette gestion doit être éclairée par la science, non par l'idéologie. Un gouvernant qui ne s'aide pas de la science et veut l'influencer aggrave la crise et perd la confiance des citoyens. Comme l'ont montré plusieurs enquêtes d'opinion internationales, les peuples ont d'autant plus confiance dans leur gouvernement qu'ils perçoivent que celui-ci prend en compte l'expertise scientifique[47].

IV. LE DÉBAT SCIENTIFIQUE : CONTRADICTIONS ET PROGRÈS

Cette crise a été marquée, en France comme ailleurs, par une succession de contradictions dans les recommandations des autorités sanitaires, mais aussi dans le discours des différents experts qui se relayaient sur les plateaux.

La séquence la plus emblématique de ces revirements a été celle des masques. Au printemps 2020, la minimisation systématique du danger par les autorités avait nettement altéré la confiance du public, et le discours officiel expliquant que le port du masque n'était pas recommandé pour la population a été perçu avant tout comme un mensonge destiné à dissimuler l'absence de stocks. Cette conviction s'est renforcée quand les autorités ont changé d'avis et fini par le recommander, sous la pression des médecins, en juillet 2020. Pour se défendre, elles ont expliqué avoir suivi les experts de l'OMS, qui ne recommandaient pas l'utilisation du masque par la population générale en février 2020.

En automne 2021, c'est la modification de la stratégie vaccinale, avec l'ajout d'une dose de rappel pour tous les adultes, qui a désarçonné le public et suscité l'inquiétude sur l'efficacité des vaccins dont ont tenté de profiter les antivaccins.

« Déroutés par la science du Covid ? Vous n'êtes pas les seuls », titrait un article du *New York Times* le 25 août 2021[1]. « Parfois on a l'impression que la science change d'avis en quelques heures. On pensait que le virus ne se propageait que par des contacts étroits ou par le biais des surfaces contaminées. En fait, il s'est avéré qu'il était en suspension dans l'air. Les Américains n'ont pas besoin de porter de masques. Finalement, il faut le faire. Les injections de rappel ne sont pas nécessaires, du moins pas avant longtemps, et puis elles deviennent fortement recommandées. »

Derrière ces revirements, il y a bien eu des erreurs politiques dans le cas des masques. Mais, comme le note le *New York Times*, il y a eu aussi une évolution des connaissances. Car les crises sanitaires sont également des moments de remise en question de dogmes scientifiques qui semblaient solidement établis, comme le mode de transmission des virus respiratoires, ou, au contraire, de redécouverte de connaissances empiriques anciennes injustement négligées, comme le port du masque par le public, ou enfin, d'exploration de nouveaux champs de recherche comme le schéma vaccinal et la dose de rappel.

Comment comprendre ces revirements ? Qu'est-ce qui relève de l'erreur politique et du débat scientifique ? La confiance du public dans la science a-t-elle souffert des contradictions du discours des médecins ? C'est ce que nous allons tenter d'éclairer à travers ces exemples.

11. Comment comprendre les contradictions sur le port du masque ?

Sur ce sujet très emblématique de la crise, deux débats se sont entremêlés : un premier débat, très politique, sur les stocks de masques et un autre, entre scientifiques, sur l'utilité des masques pour le grand public face au coronavirus. Analysons ces deux débats séparément, bien qu'ils soient étroitement liés, car la pénurie a faussé le jugement des décideurs aussi bien politiques que scientifiques.

Les balbutiements politiques

La dimension politique concerne l'absence de stocks de masques. Début mars 2020, l'inquiétude s'est accentuée en France et la population a cherché des masques chirurgicaux dans les pharmacies… mais il n'y en avait pas. Dans les hôpitaux, on a recensé les stocks de masques de haute protection FFP2 et découvert qu'il n'y en avait pas assez pour protéger le personnel soignant. Ces masques filtrants FFP2 ont donc été réservés aux situations exposant fortement le personnel soignant, comme l'assistance ventilatoire des patients en réanimation. En ville, les médecins ont dû se contenter de masques chirurgicaux délivrés au compte-gouttes par les pharmacies. Les personnes infectées qui restaient chez elles ou vivaient dans les Ehpad n'ont pas eu de masques pour protéger leurs proches, contribuant ainsi à la transmission du virus.

Les autorités ont été prises en défaut pour ne pas avoir reconstitué des stocks de masques, pourtant prévus dans le Plan pandémie grippale. En 2005, au moment de la grippe H5N1, ce plan[2] prévoyait la constitution de réserves suffisantes pour fournir des masques chirurgicaux dits « anti-projections » aux malades et à leur famille, et se garder la possibilité de « préconiser des masques chirurgicaux ou en tissu pour le public ». Ces stocks représentaient, en 2009, 1 milliard de masques chirurgicaux et 700 millions de masques FFP2[3], soit une quantité suffisante pour faire face à une pandémie de grande ampleur infectant 20 % à 30 % de la population, chaque personne infectée devant recevoir une boîte de 50 masques[4]. En 2011, lorsque le plan a été revu, il préconisait le port du masque chirurgical dans les transports ou les lieux public en cas de virus respiratoire sévère. Les études, faites notamment pendant le SRAS, avaient montré l'efficacité de cette mesure pour protéger la population contre un virus « hautement pathogène ». Mais comme on l'a vu précédemment, après la pandémie de H1N1, les autorités nationales et l'OMS ont été accusées d'avoir sur-réagi et les stocks de masques ont progressivement fondu. La France, tout comme la Grande-Bretagne et les États-Unis, n'avait pas reconstitué son stock après 2009[5, 6] et s'est retrouvée démunie face au coronavirus en 2020.

Afin de réserver la priorité au personnel soignant, pour qui les masques étaient « une denrée rare, une ressource précieuse[7] », les autorités ont cherché à décourager leur utilisation par le public en s'abritant derrière l'avis de l'OMS : les masques « sont inutiles dans la rue », a affirmé le directeur général de la santé le 18 mars 2020, lors d'une conférence de presse. Ils sont trop compliqués à porter par la population et donc contre-productifs, a déclaré la porte-parole du gouvernement le 20 mars.

Pourquoi ne pas avoir dit clairement qu'il n'y avait pas assez de masques au lieu de dire qu'ils étaient inutiles ? C'est la question que se sont posée les médias, le public, puis les sénateurs de la commission d'enquête parlementaire et les juges de la Cour de justice de la République. *Outre la difficulté des autorités à admettre leurs erreurs, on peut y voir la tendance habituelle de celles-ci à vouloir à tout prix rassurer une population que l'on croit incapable d'entendre de mauvaises nouvelles.* On pense que les gens vont paniquer si on leur dit la vérité et qu'on leur révèle l'absence de masques. « On nous a parlé comme si nous étions des enfants », a relevé Isabelle Saporta en septembre 2020. Reconnaître l'absence de stocks de masques pour le public aurait poussé les autorités à chercher des solutions alternatives, comme les masques en tissu dits « grand public », qui ont été utilisés par la suite, a-t-elle ajouté. « Reconnaissez vos erreurs. Les gens sont d'autant plus critiques vis-à-vis des autorités qui ne reconnaissent pas leurs erreurs. Ne mentez jamais et ne dites jamais de demi-vérités », disaient Sandman et Lanard qui conseillaient la communication de crise de l'OMS pendant le SRAS en 2003[8].

Le débat scientifique

Mais, à côté de cette carence, l'utilité du port du masque pour la population générale a aussi fait l'objet d'un débat très vif dans les grandes revues médicales internationales. Ce débat, qui a pu passer inaperçu pour le public, a opposé les experts officiels qui conseillaient l'OMS et de nombreux scientifiques.

En février 2020, l'OMS, le CDC[9] et l'ECDC[10] recommandaient le port du masque chirurgical « anti-projections » aux personnes malades et à leur entourage, mais pas à la population générale, bien que les pays asiatiques les aient largement utilisés pour combattre le coronavirus. Les experts de ces agences pensaient que le SARS-CoV-2 se transmettait essentiellement par le biais de grosses gouttelettes se déposant dans l'environnement immédiat de la personne infectée. Une distance d'un à deux mètres était donc considérée comme suffisante pour se protéger. Pour les personnes ne pouvant respecter cette distance, comme la famille d'un patient ou le personnel soignant, le port d'un masque « anti-projections » permettait de diminuer le risque de transmission en arrêtant ces gouttelettes. En revanche, « le port du masque dans l'espace public par des individus sains » n'était pas recommandé par l'OMS, car disait Mike Ryan, directeur exécutif du programme sur les urgences sanitaires de l'OMS le 30 mars 2020, « il n'a pas été associé, jusqu'ici, à un effet bénéfique particulier[11] ». Il était même jugé contre-productif, en induisant un sentiment de fausse sécurité, conduisant à négliger les autres mesures d'hygiène ou contaminant les mains s'il était mal manipulé[12].

La position de l'OMS a été contestée dès mars 2020 par des scientifiques du monde entier pour trois raisons.

La première a été la mise en évidence de l'importance des personnes asymptomatiques dans la transmission de la maladie[13]. Il était donc impossible de distinguer les porteurs du virus et les individus « sains ». « Ne pas porter de masque pour se protéger du Covid est une grande erreur », avait affirmé le Pr George Gao, le directeur du CDC chinois[14], au journal *Science* fin mars 2020. Pas besoin de tousser pour émettre des gouttelettes de virus, *« le simple fait de parler peut transmettre le virus. De nombreux individus atteints sont asymptomatiques, ou ne présentent pas encore de symptômes : avec un masque, on peut empêcher les gouttelettes porteuses du virus de s'échapper et d'infecter les autres ».* La mise en garde du Pr Gao ne faisait que rappeler ce que Carl Flügge, le premier scientifique à avoir décrit en 1890 la transmission par des gouttelettes (qui portent son nom), avait démontré plus d'un siècle auparavant : parler suffit à émettre des particules infectieuses. *Dès lors, il devenait logique de recommander le port du masque anti-projections dans tous les lieux où se tenir à une distance d'un à deux mètres était impossible.*

La deuxième raison a été la mise en évidence du rôle des aérosols dans la transmission du virus. L'idée dominante début 2020 était que le virus se transmettait par des gouttelettes qui sédimentaient rapidement en raison de leur taille et donc ne franchissaient pas des distances supérieures à deux mètres. Mais plusieurs études ont montré que le virus pouvait aussi être transporté sous forme de fines particules flottant dans l'air, formant des aérosols transportés sur de plus longues distances, qui seuls pouvaient expliquer la survenue de plusieurs dizaines de cas dans les lieux clos à partir d'une seule personne infectée. Reconnaître le rôle des aérosols amenait à recommander le port systématique du masque en milieu clos pour le public, puisque se maintenir à une distance d'un ou deux mètres ne suffisait pas à se protéger. Deux exemples ont particulièrement illustré le rôle des aérosols, décrit en Chine dès mars 2020[15] : la contamination de plusieurs personnes situées à plus de quinze mètres de distance dans une église en Australie lors d'une chorale[16] et l'infection d'une personne dans les couloirs d'un hôtel de quarantaine en Nouvelle-Zélande[17]. Dans ces deux cas, des caméras ont prouvé l'absence de contact proche entre les personnes qui s'étaient transmis le virus.

La troisième raison a été la mise en évidence de l'efficacité du masque, non seulement pour arrêter les gouttelettes et les fines particules d'aérosol émises par les personnes infectées[18] (contrôle de la source), mais aussi pour diminuer leur inhalation par les personnes saines (effet filtrant)[19]. Comme l'a reconnu assez tardivement le CDC, c'est une protection à double sens qui est optimale quand tout le monde le porte : « Le masque vous protège et me protège aussi[20]. » Dès lors, il devenait légitime de le rendre obligatoire pour tous.

C'est l'OMS qui a opposé le plus de résistance à la reconnaissance du rôle des aérosols dans la transmission du virus et au port du masque systématique en milieu clos, en se réfugiant derrière l'absence de preuves scientifiques. Ses experts, professeurs de santé publique, promoteurs de l'hygiène des mains dans les hôpitaux, se sont longtemps accrochés à la vision historique dichotomique datant de plus d'un siècle, selon laquelle les infections respiratoires se transmettaient soit par de grosses gouttelettes, comme la grippe saisonnière, soit par des aérosols comme la tuberculose pulmonaire. Les physiciens spécialistes des aérosols ont démontré que les deux mécanismes n'étaient pas incompatibles[21], reléguant cette position dogmatique aux oubliettes de l'histoire. Admettre la présence d'aérosols fortement concentrés dans les chambres des patients infectés obligeait aussi ces experts hygiénistes à remettre en question les recommandations qu'ils avaient faites aux personnels soignants, à qui ils avaient assuré que les masques chirurgicaux étaient suffisants pour les protéger et que les masques FFP2 à haut pouvoir de filtration des aérosols, qui manquaient dans les hôpitaux, n'étaient pas nécessaires. Cela « risquait d'inquiéter le personnel soignant », comme me l'avait fait remarquer l'un d'entre eux, lorsque j'ai diffusé les publications sur la transmission du SARS-CoV-2 par aérosols aux autres médecins de l'Assistance publique par le biais de mes bulletins bibliographiques.

Les prises de position de ces hygiénistes montrent que les scientifiques peuvent aussi se laisser influencer dans leur jugement par leurs convictions passées ou même, comme les gouvernants, par la crainte d'inquiéter quand ils sont en responsabilité. Les nombreux débats dans les revues ou les congrès internationaux entre les scientifiques sont le moyen habituel qu'a la science d'avancer, malgré ces biais cognitifs. En deux ans, 3 500 articles sur les aérosols et près de 5 000 sur les masques et le Covid ont été publiés dans les journaux médicaux.

On notera que le président Macron a choisi l'un de ces experts spécialistes de l'hygiène des mains[22] et fortement opposés en 2020 à la théorie des aérosols et au port du masque systématique dans les lieux publics, pour lui demander un rapport sur l'évaluation et la gestion de la crise sanitaire en France. Tout le monde cherche à se rassurer.

Début avril 2020, de plus en plus de scientifiques dans les pays occidentaux se sont élevés contre la position des experts de l'OMS et ont réclamé le port du masque obligatoire dans les lieux publics, en mettant en avant le contrôle réussi de l'épidémie par les pays d'Asie, et le principe de précaution. En France, l'Académie de médecine (et son groupe d'experts sur le Covid auquel j'appartiens) s'est saisie du sujet le 2 avril[23] et l'utilisation des masques grand public en tissu, solution permettant de pallier la pénurie de masque chirurgicaux, a finalement été recommandée par les autorités avant le déconfinement[24]. Au même moment, aux États-Unis, l'Académie nationale des sciences a demandé aux autorités de reconnaître le rôle protecteur des masques, et le CDC a suivi cet avis en recommandant l'utilisation de masques en tissu dans les lieux publics, le 4 avril[25]. L'ECDC a aussi prudemment modifié ses recommandations sur le port du masque par le grand public, le 8 avril 2020[26]. Mais le rôle des aérosols dans la transmission du virus en milieu clos n'a été reconnu par le CDC et par l'OMS qu'un an plus tard, en avril 2021.

De nombreuses études ont *a posteriori* apporté la preuve de l'efficacité du masque pour protéger les personnes et mieux contrôler l'épidémie, en se fondant sur le recueil des données observées pendant la pandémie. L'importance des aérosols dans la transmission du virus et le rôle protecteur de l'aération en milieu clos n'ont plus été contestés. Les masques filtrants FFP2, plus efficaces contre les aérosols, sont devenus la norme pour protéger le personnel soignant au contact des patients infectés, une fois les stocks de masques reconstitués.

En mai 2021, un rapport d'experts indépendants a reproché à l'OMS son retard à reconnaître le rôle des aérosols et à promouvoir l'usage des masques[27]. Comme l'avaient souligné les parlementaires britanniques à propos du retard du confinement, « la recherche de la preuve scientifique parfaite peut être un obstacle en temps de crise[28] ».

En novembre 2021, face à la vague Delta qui a frappé l'Europe, l'OMS[29], dans une volte-face remarquée, a insisté sur le fait que le port du masque pouvait réduire de 53 % l'incidence des contaminations et que son usage généralisé pourrait éviter 160 000 décès (sur 700 000 prévus).

Cette pandémie a donc changé notre conception de la transmission des virus respiratoires et a démontré le rôle protecteur des masques pour le grand public. On peut s'étonner qu'il ait fallu autant de temps pour redécouvrir l'intérêt d'un outil largement utilisé pendant la pandémie de 1918 et même pendant la peste au XIVe siècle[30], et que l'OMS se soit réfugiée aussi longtemps derrière l'absence de démonstration scientifique parfaite. En médecine, certains dogmes ont la vie dure. Les crises sont aussi une occasion de les balayer.

12. Comment la dose de rappel pour tous s'est imposée ?

Un autre sujet a entraîné une certaine confusion : la recommandation d'une dose de rappel vaccinal. Pourtant, cet ajustement n'était lié ni à une dissimulation ni à une erreur, mais à un réel progrès des connaissances scientifiques.

Comme on l'a vu précédemment, ce sont les politiques qui, redoutant d'avoir à imposer un nouveau confinement à leur population, ont poussé les scientifiques à s'emparer du sujet lorsque, en juillet-août 2021, les premiers signes d'une baisse de l'immunité protectrice conférée par les vaccins à ARN messagers sont apparus. L'alerte est venue d'Israël, où malgré une couverture vaccinale de plus de 70 % de la population adulte avec le vaccin à ARNm Pfizer-BioNTech, le nombre de contaminations puis le nombre d'hospitalisations ont augmenté mi-juillet 2021. D'abord accueillie avec un certain scepticisme par la communauté médicale, la baisse de l'efficacité des vaccins avec le temps a été mise en évidence par les scientifiques israéliens, puis confirmée par plusieurs publications émanant d'autres pays, entre août et octobre 2021.

Cette nouvelle donnée a été une surprise et une déception. En effet, plusieurs études avaient suggéré que, malgré la diminution du taux d'anticorps avec le temps, la présence d'une mémoire immunitaire cellulaire devait suffire à conserver une protection durant au moins une année[31].

Dès le mois d'août 2021, les autorités israéliennes ont démarré une campagne de rappel et démontré qu'une troisième dose permettait de restaurer une bonne protection contre les infections et les formes sévères du variant Delta. L'utilité de cette dose de rappel fut initialement discutée par certains experts, notamment au Royaume-Uni et aux États-Unis. Mais elle a finalement été recommandée par la plupart des pays devant la vague Delta de l'automne, puis la vague Omicron de l'hiver 2021-2022, dont la survenue a démontré *a posteriori* l'insuffisance de la protection vaccinale conférée par deux doses de vaccin.

À juste titre, le public a perçu une contradiction dans le discours scientifique. Depuis le début de l'année 2021, on l'encourageait à se faire vacciner en expliquant que les vaccins à ARNm étaient très efficaces et protégeaient très bien, non seulement contre la maladie, mais aussi contre les formes asymptomatiques et la transmission du virus. Neuf mois plus tard, malgré une couverture vaccinale de 75 % de la population, la reprise de l'épidémie était plus forte qu'attendue, remettant apparemment en cause l'efficacité de ces mêmes vaccins et alimentant le discours des antivaccins.

De fait, le vaccin était efficace, mais la dose de rappel était indispensable pour maintenir la protection contre les infections au-delà d'un délai de six mois, délai qui a été raccourci à cinq, puis trois mois quand le premier variant Omicron, qui échappait partiellement à l'immunité vaccinale, est apparu fin 2021, augmentant encore la confusion. Heureusement, la protection contre les formes sévères, y compris avec les variants Omicron, s'est révélée plus durable (au moins six mois avec le vaccin à ARNm prototype fabriqué fin 2020 avec la souche Wuhan). C'est ce qui explique que les autorités sanitaires nationales et internationales aient recommandé au printemps-été 2022 un deuxième rappel aux personnes à risque, six mois après leur premier rappel.

Des doses de rappel ont aussi été indispensables pour maintenir l'efficacité de vaccins bien connus, comme ceux contre la diphtérie-tétanos-coqueluche-poliomyélite et l'hépatite B, ou le vaccin contre la rougeole-oreillons-rubéole ou les papillomavirus (HPV). Pour ces vaccins, le schéma vaccinal a été progressivement adapté avec le temps et l'acquisition de nouvelles connaissances. Mais le public n'en a pas pris conscience, car les hésitations et les débats qui ont accompagné cette évolution l'ont été dans le cercle très restreint d'experts chargés de l'élaboration de la politique vaccinale dans les différents pays. Le calendrier vaccinal en France se modifie ainsi régulièrement pour intégrer de nouveaux vaccins, mais aussi pour ajouter des rappels ou élargir les indications de vaccins déjà anciens.

Les modifications apportées aux procédures ou aux schémas de vaccination ne sont donc pas un signe de recul, mais au contraire une marque de progrès des connaissances. C'est ce qu'expliquait à ses équipes, déroutées par des changements incessants de procédures, un médecin qui avait combattu le SRAS dans les hôpitaux à Toronto en 2003.

La science a toujours progressé et s'est régulièrement contredite. En médecine, plusieurs exemples connus du grand public sont emblématiques de ces retournements. Ainsi, jusque dans les années 1990, on a expliqué à toutes les mamans qu'il fallait coucher leur bébé sur le ventre. Puis, il a été démontré que cette position favorisait les morts subites et qu'il fallait les maintenir sur le dos. De même, la kinésithérapie a été pendant longtemps prescrite pour les bronchiolites du nourrisson, alors qu'elle est actuellement considérée comme inutile, faisant regretter à beaucoup de parents d'avoir imposé ces séances éprouvantes à leur bébé.

C'est cependant la première fois dans l'histoire de la médecine que l'évolution des connaissances scientifiques se déroule de façon si rapide et si transparente pour le public.

Courage. Si la science se contredit, c'est qu'elle progresse. Et rapidement.

13. La démocratie sanitaire a-t-elle gagné à la multiplication des débats publics ?

À côté des débats scientifiques présents dans les revues médicales, d'autres ont été très médiatisés, parfois même à l'origine de violentes controverses. La chloroquine ou l'ivermictine ont ainsi été présentées au public par des médecins ou des politiques, comme le président Trump aux États-Unis ou le président Bolsonaro au Brésil, comme des remèdes miraculeux, jusqu'à ce que des études cliniques rigoureuses démontrent leur absence d'efficacité.

L'hypothèse que la multiplication des débats publics a donné une image peu glorieuse des scientifiques semble contredite par certains sondages d'opinion internationaux. Selon l'enquête Wellcome Global Monitor 2020[32], la crise aurait même augmenté la confiance dans la science. Dans une étude portant sur 119 000 personnes de cent pays, faite en 2020 avant l'arrivée des vaccins, 41 % (contre 32 % en 2018) avaient très confiance dans la science, 43 % *vs* 34 % dans leurs scientifiques, 45 % *vs* 42 % dans leurs médecins et leurs infirmières (niveau le plus élevé), et 26 % *vs* 23 % dans leurs gouvernements. C'est en Europe de l'Ouest que le niveau de confiance était le plus élevé (59 % faisaient très confiance à la science en 2020 *vs* 50 %

en 2018). Le niveau de confiance dans le gouvernement était très lié à l'idée qu'il s'appuyait sur les données de la science, d'où les 40 % en France contre seulement 20 % aux États-Unis.

Une autre étude, elle aussi menée avant l'arrivée des vaccins, entre mars et décembre 2020, nuance ces résultats pour la France[33]. Elle a montré que le niveau de confiance dans les scientifiques avait baissé entre mars 2020 et décembre 2020 dans le pays, passant de 87 à 70 %[34]. La confiance avait aussi baissé au Royaume-Uni, en Italie, en Allemagne et aux États-Unis, alors qu'elle restait élevée en Nouvelle-Zélande et en Autriche, par exemple. Cette confiance semble cependant être revenue en 2021 avec l'amélioration de la situation sanitaire. Cela explique que l'adhésion des Français à la vaccination – qui, d'après les auteurs de l'étude, est fortement dépendante de la confiance accordée aux scientifiques – soit passée de 40 % fin 2020 à 90 % mi-juillet 2021.

De cette abondance de débats, il restera à mon sens un réel apprentissage par le public de ce qu'est le savoir scientifique et, par là même, une démocratisation de ce savoir.

À travers le débat sur l'efficacité de l'hydroxychloroquine, le public a suivi pas à pas le cheminement de la démonstration scientifique. Une idée en apparence très séduisante au départ, issue d'observations en laboratoire, comme l'activité de la chloroquine sur le virus, peut se révéler fausse lorsqu'elle est évaluée par des études cliniques rigoureuses qui évitent les biais. Lors de ces études, les patients reçoivent un traitement tiré au sort et ni les médecins ni les patients ne savent avant la fin de l'étude quel traitement a été administré, pour éviter que leur jugement ne soit altéré par des idées préconçues. Les médecins aussi peuvent être influencés par leur expérience personnelle, des liens d'intérêts financiers ou même la pression des politiques. On a pu le constater avec le débat sur les aérosols et les masques. Cette rigueur est donc indispensable pour faire avancer la science dans la bonne direction.

Il n'est pas exceptionnel en médecine que l'efficacité d'un traitement soit discutée jusqu'au moment où il passe l'épreuve d'un essai clinique de qualité. Un des exemples les plus emblématiques en maladies infectieuses est l'utilisation des corticoïdes dans les méningites bactériennes. Dans les années 1960, les corticoïdes étaient prescrits en association avec les antibiotiques, puis leur efficacité a été contestée, et ils ont même été considérés comme susceptibles d'aggraver l'infection en diminuant les défenses immunitaires. De grands essais cliniques menés de façon rigoureuse dans les années 1990 ont permis de montrer qu'ils diminuaient la mortalité et les séquelles des méningites bactériennes chez l'enfant. Aujourd'hui, ils sont systématiquement prescrits avec les antibiotiques dans ces infections. Il a fallu plus de vingt ans pour que ce traitement soit « fondé sur la science ». Le même débat a eu lieu pour la prescription des corticoïdes dans les infections respiratoires très sévères nécessitant la réanimation.

Durant la crise du Covid-19, il a fallu moins d'un an pour démontrer l'inefficacité de l'hydroxychloroquine, mais aussi l'efficacité des corticoïdes dans le Covid sévère. Ce débat, qui se déroule habituellement de façon feutrée dans les staffs des médecins hospitaliers, les congrès médicaux ou les antichambres des revues scientifiques internationales, a eu lieu au grand jour. C'est certainement déstabilisant pour le public, mais très instructif. Les associations de lutte contre le sida avaient obtenu dans les années 1990, grâce à leur combat, de participer aux débats scientifiques en siégeant à l'Agence nationale de recherche contre le sida (ANRS) et en participant aux congrès internationaux au nom de la démocratie sanitaire. Ce combat a aussi permis la reconnaissance des « patients experts ». Un pas de plus a été franchi pendant la crise du Covid-19 avec la participation directe du public aux débats grâce à leur médiatisation.

Dans la jungle des interventions médiatiques, le public a aussi eu la possibilité de pallier l'insuffisance ou le manque de confiance dans l'information officielle. Il a eu la liberté de choisir ses propres sources. Car, comme le relève le journal scientifique *Science* pour expliquer la confiance dont a bénéficié une scientifique anglaise[35], en temps de crise le public a besoin d'informations scientifiques claires et indépendantes. « Elle explique ce que nous savons et ce que nous ne savons pas et comment nous cherchons à l'apprendre. Elle comprend la science et elle est capable de l'expliquer de façon simple, accessible et honnête. »

Ce décloisonnement du savoir et cette fluidité de l'information entre les scientifiques du monde entier, et entre les scientifiques et le public, a atteint dans cette crise un niveau inédit. ***Mais aucune crise sanitaire n'avait autant bouleversé la vie quotidienne des citoyens. Ils avaient donc le droit de savoir.***

V. ARRÊTER UNE ÉPIDÉMIE

Peu de pays ont réussi à arrêter la pandémie en empêchant le virus de circuler sur leur territoire. Ils l'ont fait essentiellement grâce à des mesures de quarantaines collectives ou de tester-tracer-isoler. La plupart des pays occidentaux n'avaient jamais imaginé que ces savoir-faire anciens et *low tech*, comme les masques, seraient déterminants pour sauver des vies avant l'arrivée d'un vaccin. C'est aussi parce que cette pandémie a démontré que disposer d'un vaccin en moins d'un an n'était plus hors de portée, ce que n'avaient pas du tout anticipé les modélisateurs de l'Imperial College au moment de préconiser une stratégie d'atténuation, que gagner du temps sur le virus n'a jamais été aussi capital.

Les pays « zéro Covid » ont réussi à maintenir le virus hors de leurs frontières pendant plus d'un an, mais la barrière a cédé en 2021. Ceux qui n'avaient pas pris la précaution de miser sur les vaccins, et en particulier les vaccins à ARNm, l'arme par excellence du XXIe siècle, se sont retrouvés en grande difficulté.

Gagner du temps peut aussi être précieux face à un nouveau variant inconnu. La fermeture des frontières, mesure réprouvée par l'OMS et qui renvoie elle aussi à des temps anciens, a été utilisée par un grand nombre de pays pour retarder l'arrivée des variants, le temps de comprendre leur dangerosité.

C'est ce grand écart à travers les siècles entre des méthodes du Moyen Âge et du XXIe siècle qui se complètent et entrent en résonance que nous abordons dans ce chapitre.

14. Pourquoi, au XXIe siècle, a-t-on dû avoir recours à des méthodes très anciennes de contrôle des épidémies ?

La redécouverte de méthodes moyenâgeuses

Comme le rappelle l'OMS dans son rapport sur la santé dans le monde[1], « séparer les malades de la population en bonne santé est une pratique ancienne, puisque la Bible et le Coran font déjà allusion à l'isolement des lépreux », alors même que les bactéries n'ont pu être visualisées qu'au XVIIe siècle et les virus au XXe siècle, grâce à l'invention successive du microscope optique et électronique.

La « quarantaine », elle, s'adresse non pas aux malades, mais aux personnes ayant été en contact avec eux. Ce terme remonte à la fin du XIVe siècle et se rapporte à l'isolement des personnes en provenance de zones infestées par la peste, qui débarquaient dans le port de Raguse, à l'époque sous la domination de la République de Venise. En 1397, la durée de cet isolement a été fixée à quarante jours. Peu de temps après, d'autres ports de la Méditerranée ont pris des mesures analogues. Cette pratique s'est répandue et internationalisée au cours des siècles suivants[2].

La première fois que j'ai répondu à une interview, début février 2020, c'était pour expliquer ce qu'était la quarantaine. Des Français venaient d'être rapatriés de Wuhan et avaient été hébergés à Carry-le-Rouet, à l'écart du reste de la population pendant quatorze jours, avant d'être testés puis libérés. Cette mesure n'avait pas été utilisée en France depuis l'épisode du SRAS de 2003. En raison du faible nombre de Français infectés, elle n'avait concerné à l'époque qu'un nombre très restreint de cas contacts, nous n'en avions donc que peu d'expérience. Les infectiologues étaient en revanche très régulièrement amenés à isoler des patients dans leur chambre d'hôpital, pour éviter qu'ils ne transmettent des infections, comme la tuberculose ou des bactéries très résistantes aux antibiotiques, aux personnels soignants et aux autres patients. Dans l'immense majorité des cas, les personnes isolées acceptaient : « Lorsque des gens apprennent qu'ils ont un virus ou une bactérie susceptibles de contaminer leurs proches, leur principale préoccupation, bien souvent, est de les protéger. Avant le SRAS, les médecins n'avaient d'ailleurs même pas de moyen légal de contraindre un patient à s'isoler car le besoin ne s'en était pas fait ressentir[3]. » C'est parce qu'un patient n'avait pas voulu s'y soumettre qu'un décret avait été pris en ce sens en 2003, mais il n'avait jamais été utilisé.

Les mesures de quarantaines collectives – qui ont touché les deux cents passagers d'un avion à Carry-le-Rouet ou les 3 700 personnes du bateau de croisière *Diamond Princess* stationné au Japon en février 2020 – n'avaient pas été utilisées depuis un siècle en France. La Chine y avait eu recours pour contrôler l'épidémie de SRAS de 2003. Des hôpitaux et des immeubles entiers avaient été mis en quarantaine, enfermant dans un même lieu les personnes infectées et leurs contacts qui tentaient de fuir par les fenêtres cette infection mortelle qui tuait une personne sur dix. Ces images effrayantes, qui rappelaient celles des habitants fuyant des villes pestiférées, semblaient relever d'un autre âge. Lors de l'épidémie d'Ebola, les pays africains avaient pris des décisions similaires. Le Sierra Leone avait mis en quarantaine des régions entières et avait même eu recours plusieurs fois à un confinement de trois jours de l'ensemble de la population, pour laisser le temps aux équipes sanitaires d'identifier les nouveaux cas. Mais, comme seules les personnes malades transmettent le virus Ebola[4], certains experts occidentaux avaient trouvé excessif de demander à toute la population de rester chez elle et avaient dénoncé « des mesures médiévales, symboles d'ignorance et de panique[5] ».

Pourtant, « quarantaine », « isolement » et « confinement » sont devenus des mots familiers au monde entier.

Au début de la pandémie en 2020, il n'y avait ni vaccin, ni traitement efficace, ni tests en quantité suffisante. Les premiers mois avaient démontré qu'il était impossible de laisser le virus circuler dans la population sans entraîner de nombreuses victimes. La plupart des pays, sauf la Suède, s'étaient donc résolus à confiner leur population, pour stopper la progression du virus, suivant l'exemple de la Chine puis de l'Italie. Ces confinements n'étaient rien d'autre que la mise en quarantaine de pays entiers, justifiée par la rapidité de la circulation du virus et l'impossibilité de distinguer les personnes saines et les personnes infectées, faute de tests. Jamais le monde n'avait été confronté à une pandémie qui avait arrêté simultanément autant de pays, car les grandes épidémies de peste et de choléra[6] s'étaient répandues beaucoup moins vite, en raison de la lenteur des moyens de transport de l'époque.

L'exemple de la Corée du Sud

Ces confinements ont été respectés par les populations et ont fait chuter les contaminations et les hospitalisations. Mais ils ne pouvaient durer éternellement. Il fallait « rouvrir les sociétés » sans s'exposer à un nouveau rebond. Comment faire alors que, au printemps 2020, moins de 10 % de la population mondiale avait rencontré le virus, laissant les 90 autres pour cent à la merci d'une infection ?

La seule solution envisageable pour éviter un nouveau confinement était de reprendre la main sur le virus en profitant de l'accalmie qui a suivi le déconfinement, c'est-à-dire d'identifier les chaînes de contamination et les casser avant que le virus ne se repropage dans la population.

Mais cet objectif s'est révélé beaucoup plus difficile pour le SARS-CoV-2 que pour le SRAS de 2003. Le SRAS avait pu être contrôlé en six mois, car toutes les personnes infectées étaient très malades et faciles à identifier, et que l'on disposait d'un délai de quatre à sept jours pour trouver les contacts et les isoler avant qu'ils ne tombent eux-mêmes malades.

En 2020, tous les pays se sont tournés vers les rares qui avaient réussi à maintenir le virus à un niveau très bas au début de la pandémie. La Corée du Sud est apparue comme le modèle à suivre. Grâce à un système de tester-tracer très réactif et à l'isolement de tous les porteurs de virus, le pays avait contrôlé l'épidémie et évité de confiner sa population, qui continuait de fréquenter des restaurants et des cinémas. En avril 2020, la Chine aussi contrôlait la situation au sortir du confinement de toute la région de Wuhan. Mais, pour la plupart des observateurs, le modèle d'un pays non démocratique n'était pas exportable. Il valait mieux s'inspirer de la Corée du Sud.

Trois éléments paraissaient déterminants pour expliquer le succès de la Corée du Sud : disposer de tests en grande quantité pour pouvoir détecter tous les porteurs du virus, y compris asymptomatiques; isoler tous ces porteurs soit dans des hôpitaux s'ils étaient malades, soit dans des *living centers* s'ils présentaient peu ou pas de symptômes; et être capable d'identifier et de mettre en quarantaine tous leurs contacts en trois jours pour éviter qu'ils ne propagent la maladie. Ce délai, réaffirmé par l'OMS[7], était lié au fait que, trois jours après un contact infectant une personne, celle-ci devient elle-même contagieuse, alors même que ses symptômes ne se sont pas encore déclarés. Une course de vitesse qui explique l'expression « *race to trace* » utilisée dans les pays anglo-saxons pour la stratégie d'identification des cas contacts.

La recherche rapide des contacts (*contact tracing*) en Corée du Sud s'appuyait sur des équipes de professionnels et sur une application numérique qui avait été développée en 2015, lors de l'épidémie du MERS-CoV (*Middle East Respiratory Syndrome*)[8]. Cette application utilisait des données de géolocalisation (utilisant les transactions des cartes Visa, les caméras de surveillance et la géolocalisation des téléphones mobiles) pour repérer les lieux fréquentés par les personnes infectées et leurs contacts. Ceux-ci étaient informés par l'application et devaient se tester et se mettre en quarantaine à domicile, sous surveillance à distance. En cas de test positif, l'isolement se faisait hors du domicile, dans des hôtels, pour éviter que la famille ne soit contaminée. La transmission du virus à domicile s'est révélée être en effet, avec les clusters en lieux clos et mal ventilés, la principale source de nouvelles infections.

Alors, comment expliquer que cette stratégie ait marché en Corée du Sud, alors qu'elle n'a pas permis de contrôler le redémarrage de l'épidémie dans la plupart des pays occidentaux durant l'été et l'automne 2020, obligeant les autorités à un deuxième confinement ? Pour deux raisons essentielles : l'absence de moyens humains suffisants pour tracer les chaînes de contamination et l'insuffisance des tests disponibles pour identifier les personnes infectées après le redémarrage de l'épidémie.

Le manque de personnel formé pour tracer les personnes infectées

L'absence de moyens humains est liée à des raisons historiques. Durant les vingt dernières années, certains pays avaient été contraints d'utiliser le *contact tracing* à grande échelle lors d'épidémies : les pays asiatiques en 2003 pour le SRAS, Haïti lors de l'épidémie de choléra survenue après le séisme de 2010 et des pays d'Afrique de l'Ouest lors de l'épidémie d'Ebola en 2014. Mais, dans la plupart des pays occidentaux, cette stratégie était nettement moins utilisée qu'au début du siècle dernier, où elle représentait, avant les antibiotiques, la base même de la lutte contre les infections transmissibles, dont la syphilis et la tuberculose, deux fléaux de l'époque. Elle était même un peu tombée en disgrâce, car considérée comme intrusive, et n'avait pas été utilisée pour limiter l'épidémie d'infections à VIH.

En France, les médecins inspecteurs de santé publique (MISP) des agences régionales de santé (ARS), dont c'est l'une des missions, sont les seuls professionnels formés au *contact tracing*. En temps normal, ces MISP sont surtout amenés à rechercher et à traiter les contacts des patients atteints de tuberculose ou de méningite, ce qui représente une faible partie de leur activité, en raison du nombre assez limité de cas. En 2003, ils avaient été en première ligne pour rechercher les contacts et il avait suffi de sept cas pour mobiliser l'ensemble des ressources humaines des ARS pendant trois mois[9].

Le 28 avril 2020, le Premier ministre avait annoncé, lors de son audition à l'Assemblée nationale, que la stratégie « Tester, isoler » devait reposer sur les médecins traitants et sur des « brigades » constituées par des agents de l'Assurance maladie (DAM, délégués de l'Assurance maladie) qu'il fallait encore former et même autoriser à faire ce nouveau métier en changeant la réglementation. À moins de quatorze jours du déconfinement, rien n'était prêt. Pourtant, nous avions été plusieurs à tenter d'avertir les autorités :

« Une chose est sûre : le succès du déconfinement sera lié à notre capacité à reprendre la main sur les chaînes de contamination, c'est-à-dire à les remonter pour pouvoir les casser… Pour y parvenir, il est nécessaire d'identifier les personnes infectées, de les isoler, de rechercher leurs contacts, de les tester à leur tour, même s'ils ne présentent pas de symptômes, puisqu'on peut être infecté sans en avoir, et de les mettre en quarantaine. Mais il ne faut pas attendre le 11 mai pour mettre en place cette stratégie, cela n'a pas de sens ! C'est perdre un temps précieux, or chaque jour compte dans la lutte que nous menons contre cette épidémie[10]. »

« À Séoul, quelques cas ont été repérés dans un centre d'appels. En trois jours, 1 145 personnes ont été testées,

46 cas positifs identifiés et tous leurs contacts proches mis en quarantaine. Voilà ce qui s'appelle contrôler un foyer infectieux. Est-ce qu'on va être capables de mettre en place ce système, qui n'a pas encore débuté, d'ici le 11 mai ? Ce n'est pas seulement un changement de stratégie, c'est un changement de culture[11]. »

« Il n'y a pas eu de réelle stratégie de santé publique pour réussir le déconfinement[12]. » À la même époque, les Anglais ont fait le même constat[13]. En juillet 2020, les délais d'obtention d'un test (plus de sept jours) étaient aussi totalement incompatibles avec le contrôle des chaînes de contamination. Contrôler un cluster, « c'est une question de jours[14] », comme l'avaient souligné plusieurs études[15]. Ce retard des autorités sur le virus s'est soldé par une perte de contrôle rapide des chaînes de contaminations début juillet en Mayenne. Il a fallu moins de deux mois après la levée du confinement pour que le virus soit de nouveau hors de contrôle.

Au Royaume-Uni, le berceau de la santé publique, Boris Johnson a, lui aussi, fait appel à des armées d'amateurs du privé pour tracer, isoler et tester les contacts, ce qui s'est révélé inefficace et excessivement coûteux, et a été largement critiqué par la suite.

Si les dirigeants français et britanniques ont dû en pleine crise mobiliser des armées de fantassins formés à la va-vite, c'est qu'ils ont découvert que, malgré les nombreuses agences dont disposaient leurs pays, sur le terrain, il n'y avait quasiment personne pour arrêter une épidémie. Des dirigeants aux mains nues ou presque. Comme l'ont relevé les parlementaires britanniques[16] en parlant de Public Health England, l'agence de santé publique qu'ils ont décidé de remplacer en 2021[17] : « Public Health England paraissait plus compétente en matière de responsabilité scientifique que de réponse opérationnelle à une épidémie massive [...]. L'excellence scientifique n'est pas suffisante pour tester-tracer : le Royaume-Uni doit développer des compétences plus opérationnelles », ont-ils conclu[18]. Même constat en France, où Santé publique France avait recentré son expertise sur la surveillance épidémiologique, laissant aux agences régionales de santé, souvent assez démunies, le soin du travail de terrain. « L'expérience des épidémies et de leur gestion s'est perdue en France, si l'on excepte le monde humanitaire[19] », a déclaré le Pr Renaud Piarroux, épidémiologiste de terrain qui avait participé au contrôle de l'épidémie de choléra en Haïti en 2010 et qui faisait aussi allusion au rôle majeur de Médecins sans frontières pendant l'épidémie d'Ebola.

Et pourtant, faisant ce même constat en 2006, au moment de l'épidémie de dengue à La Réunion, Xavier Bertrand avait créé l'Établissement de préparation et de réponse aux urgences sanitaires (EPRUS), établissement autonome chargé de gérer des moyens et du personnel pouvant intervenir en cas de crise sanitaire, inspiré de la Federal Emergency Management Agency (FEMA) américaine. Malheureusement, en 2021, l'EPRUS avait disparu, comme les stocks de masques[20].

La pénurie de tests

La pénurie de tests a joué un rôle majeur aussi bien en France qu'au Royaume-Uni ou aux États-Unis[21], pays qui disposent pourtant d'une infrastructure composée de nombreux laboratoires privés et publics. Dans ces trois pays, la centralisation initiale des tests, au CDC aux

États-Unis, dans les laboratoires de référence en France ou au sein de Public Health England, jointe à la lourdeur administrative ont fait perdre des mois.

Confrontées à cette pénurie, les autorités, en France comme au Royaume-Uni, ont multiplié les initiatives pour augmenter leur disponibilité. Le secrétaire d'État à la Santé anglais, Matt Hancock, a lancé en avril une opération appelée *Moon Shot* (lancement sur la Lune), dont l'objectif était d'être capable de tester 100 000 personnes par jour à la fin du mois. Cette initiative politique, qui reposait sur des laboratoires privés, a été très critiquée par les scientifiques anglais qui se sont sentis écartés. « Sur la base de ce qui a été présenté ici, cela ressemble moins à Apollo 11, qui a emmené Neil Armstrong avec succès sur la Lune, et plus à Apollo 13 » (qui a dû revenir en catastrophe durant le trajet aller), selon le Pr McKee de la London School of Hygiene and Tropical Medicine, LSHTM. Pourtant, ces interventions politiques, ici comme ailleurs, ont été certainement déterminantes pour accélérer des processus administratifs construits pour gérer les affaires courantes, mais qui peuvent se révéler source d'inertie catastrophique en temps de crise. Le rapport des parlementaires anglais[22] a d'ailleurs rendu justice à Matt Hancock en concluant que, étant donné la lenteur de l'augmentation des capacités de tester, il avait eu parfaitement raison de fixer un objectif susceptible de galvaniser un changement rapide du système.

La mise à contribution des laboratoires de biologie privés a été aussi un élément déterminant en France pour accélérer la disponibilité des tests en 2020, puis la détection des variants du virus par les techniques de criblage en 2021.

La faillite de la santé publique de terrain

En septembre 2020, la circulation du virus s'est intensifiée. Comme l'a résumé le président Macron lors du Conseil de défense sanitaire du 11 septembre 2020 en exprimant sa réticence à un nouveau confinement : « On ne va pas faire payer à l'ensemble des Français le fait que l'on n'est pas bons sur les tests[23]. » Mais, le 17 octobre, l'aggravation de la situation (20 000 à 30 000 cas quotidiens) a contraint le gouvernement à décréter un couvre-feu, transformé en deuxième confinement le 30 octobre 2020.

« Cette crise a fait apparaître au grand jour le fait que nous n'avions plus un système de santé publique en mesure d'aller interroger les gens pour identifier et étouffer les foyers infectieux en train d'émerger », ai-je déclaré le 2 novembre 2020[24] ; en tout cas, pas suffisant pour faire face à une crise sanitaire de grande ampleur. Les Anglais et de nombreux autres pays ont pu faire la même constatation.

On peut rapprocher ce constat accablant de celui qu'ont fait les services secrets américains après le 11 Septembre en découvrant brutalement qu'ils avaient totalement négligé le travail de terrain. Ce n'est pas seulement dans les bureaux que l'on arrête les épidémies. Il faut des bras, ou plutôt, comme disent aussi les Anglo-Saxons, des « chaussures en cuir » (*shoe-leather*) sur le terrain plutôt que des ronds-de-cuir.

Des pays pourtant connus pour leur expertise en santé publique comme les États-Unis et le Royaume-Uni, classés parmi les meilleurs par le Global Health Security Index qui analyse la capacité des pays à repérer et à contrôler les épidémies, ont, comme la France, été pris en défaut.

« Le Covid-19 fait mentir l'expertise dans le domaine de la santé mondiale[25] », rapportait une lettre du *Lancet*. « Les pays occidentaux se sont débattus avec la procédure la plus basique de santé publique », remarquait le journal *Nature*[26].

Pourquoi cet effet de surprise et cette impréparation, alors que, comme le relève le rapport des parlementaires anglais, les pays s'étaient minutieusement préparés à faire face à une pandémie grippale ? Parce que, comme on l'a vu, nous nous étions trompés d'ennemi. Nous étions, comme les militaires français en 1940, en retard d'une guerre. Mais aussi, comme l'ont révélé les critiques méprisantes à l'égard des chefs d'État africains acculés au confinement lors d'Ebola en 2014, car nous avons surestimé nos capacités. Les technologies à notre disposition, notamment les tests PCR, devaient, d'après certains experts optimistes, nous permettre d'identifier précisément les malades et de ne pas avoir recours au confinement, une méthode médiévale indigne des pays occidentaux « qui avait surtout été nécessaire avant que l'on soit capable d'identifier les micro-organismes responsables des épidémies[27] ». Nous n'avions pas prévu que nos capacités de réponse seraient totalement dépassées par l'ampleur de la pandémie. Nous avions sous-estimé l'ennemi.

Par la suite, en 2020, avec l'augmentation de la disponibilité des tests, la plupart des pays occidentaux, dont la France, ont tiré les leçons de cette erreur initiale en cherchant, avec plus ou moins de bonheur, à associer les mesures de freinage, c'est-à-dire de ralentissement de l'activité et des interactions sociales, avec le dépistage et l'isolement des porteurs de virus. Les pays qui ont le mieux réussi à faire face à la pandémie en 2020 sont, à quelques exceptions près comme la Nouvelle-Zélande et l'Australie, des pays qui avaient affronté le SRAS en 2003. Il s'agit de la Corée du Sud, de la Chine, de Singapour et du Vietnam. Cet épisode les avait marqués et avait éprouvé leur réponse aux épidémies liées à un coronavirus. Ils ont utilisé dès le début de la pandémie de Covid-19 une stratégie qui reposait essentiellement sur le contrôle des cas importés et un tester-tracer-isoler très efficace, qui leur a permis, jusqu'à la vague Delta de 2021 du moins, d'éliminer le virus sur leur territoire (cf. chapitre 15), après avoir très rapidement investi dans la fabrication de tests en quantité suffisante pour suivre le virus à la trace.

S'il y a donc une première leçon à tirer pour tous les pays, c'est d'investir dans leur système de santé publique[28] *et dans leur capacité à mettre au point des tests, à les fabriquer et à les utiliser à large échelle dès le début d'une pandémie*[29].

Les leçons de la crise

Cette crise a rappelé aux sociétés modernes l'importance d'une stratégie vieille comme le monde, la « plus basique de la santé publique » : tester-tracer-isoler.

Comme pour le port du masque, elle a aussi permis de donner une base scientifique à des méthodes qui reposaient essentiellement sur des observations empiriques.

Des expérimentations ont eu lieu en vie réelle, comme celle menée à l'île de Wight en juillet 2020, pour évaluer l'impact d'un *tracing* des contacts par des moyens humains combiné à une application mobile. Ces études ont montré l'efficacité de ces méthodes sur la réduction de la circulation du virus[30]. D'autres travaux ont prouvé l'importance d'utiliser tous les moyens à notre disposition pour contrôler le virus, plutôt que de choisir entre les mesures de freinage ou l'isolement des personnes infectées. « L'isolement, le *contact tracing* et les mesures de freinage sont les piliers du contrôle de la pandémie de Covid-19, ce ne sont pas des choix optionnels », titrait ainsi l'éditorial accompagnant ces études dans la revue *The Lancet*[31] et reprenant ce que déclarait en mars 2020 le directeur de l'OMS : « Pas seulement des tests ou du *contact tracing* ou des quarantaines ou de la distanciation sociale, mais tout en même temps[32]. »

La faisabilité de l'isolement et les facteurs permettant l'adhésion de la population ont aussi été explorés pendant cette crise. Un savoir-faire incontestable a été acquis.

Au Royaume-Uni, une étude[33] avait révélé que seules 20 % des personnes infectées n'avaient pas quitté leur domicile depuis l'apparition de leurs symptômes, alors que 70 % des personnes interrogées déclaraient avoir l'intention de respecter l'isolement. Les principales raisons étaient liées aux pertes financières et à la nécessité d'aller faire ses courses, d'aller à la pharmacie, de s'occuper des enfants ou d'un parent. L'isolement sous contrainte, un temps envisagé, n'a jamais été utilisé. En revanche, les aides financières et matérielles ont été développées pour répondre à ces besoins, notamment en France. Des plateformes téléphoniques, très performantes comme COVIDOM, ont été mises en place pour la surveillance médicale des patients à domicile. Des réseaux d'équipes mobiles, comme COVISAN, permettant d'aider les personnes infectées à se confiner et à protéger leur famille, notamment dans les quartiers défavorisés, ont été développés en Île-de-France grâce à l'initiative de professionnels.

Enfin, cette crise a stimulé l'innovation technologique (cf. chapitre 26) pour essayer de contourner les failles des systèmes humains de traçage des contacts, suivant l'exemple de la Corée du Sud et de Singapour, en l'adaptant aux standards locaux en matière de recueil et de stockage des données informatiques et de liberté individuelle. De nombreuses applications numériques ont été testées par différents pays[34], notamment au Royaume-Uni avec l'application de la NHS[35]. L'objectif était de pouvoir prévenir plus de contacts et plus rapidement. L'application de la NHS a néanmoins été fortement critiquée en raison du nombre d'alertes qu'elle générait, ayant fait parler de *pingdemic*. Si aucune de ces applications ne peut contrôler seule la pandémie de Covid-19, on peut espérer qu'elles nous permettront d'augmenter nos capacités de détection des chaînes de contamination et de mieux contrôler les futures pandémies.

Prêts pour la prochaine pandémie ? Rien n'est moins sûr

L'épidémie de variole du singe, qui a atteint les pays occidentaux pendant l'été 2022, a révélé que les leçons du coronavirus ont été très imparfaitement tirées dans bon nombre de pays. Lorsque les premiers cas ont été identifiés le 7 mai au Royaume-Uni, puis courant mai dans d'autres pays européens, aux États-Unis, au Canada, en Israël et en Australie, les autorités sanitaires pensaient pouvoir casser les chaînes de contamination en recherchant activement les cas et les contacts, et en les isolant. Cet espoir semblait d'autant plus réaliste que l'infection, qui touchait quasiment exclusivement les hommes homosexuels, était transmise par contact étroit lors de rapports sexuels avec une personne présentant des lésions cutanées, et que les sujets contacts à haut risque pouvaient recevoir un vaccin antivariolique susceptible de les protéger contre la survenue d'une infection. Mais cet espoir a été vite déçu. La recherche des contacts s'est révélée difficile (anonymat des partenaires et hésitations des personnes infectées à décliner le nom de leur contact) et les cas se sont multipliés, amenant les autorités, souvent débordées, à admettre l'échec de cette stratégie. Elle a donc été abandonnée, au profit de la vaccination préventive de la population à haut risque, en l'occurrence les homosexuels multipartenaires, pour espérer limiter la diffusion de l'épidémie et éviter son implantation définitive dans les pays occidentaux, jusque-là indemnes. « On a l'impression de revivre janvier 2020 », a déclaré un médecin américain, dénonçant le retard du CDC à communiquer sur les symptômes spécifiques de cette épidémie, à mettre à disposition des tests en nombre pour identifier rapidement les personnes infectées et à rechercher les contacts et les vacciner[36]. Des témoignages identiques ont été entendus en France. De plus, les applications numériques développées pour le Covid n'ont pas été utilisées pour aider à prévenir les contacts.

Il est vrai que, en dehors du Royaume-Uni qui a créé la UK Health Security Agency pour renforcer ses moyens de contrôle des épidémies, la crise du coronavirus n'a pas été suivie de réforme en profondeur de la plupart des agences de santé publique, dont les CDC aux États-Unis et Santé publique France. Combien faudra-t-il de pandémies pour y arriver ?

15. La stratégie « zéro Covid » était-elle la solution ?

À la différence des pays occidentaux, les pays asiatiques, l'Australie et la Nouvelle-Zélande ont réussi à éliminer le virus de leur territoire, en 2020, ce qui leur a permis de revenir à une vie quasi normale pendant plusieurs mois. Cela n'a été possible qu'au prix d'un contrôle strict des frontières et d'une vigilance extrême pour traquer toute réintroduction du virus sur leur territoire.

La Chine, Hong Kong, la Corée du Sud, Singapour et Taïwan avaient été fortement touchés par le SRAS de 2003. Cette expérience leur a été très utile pour parvenir à l'objectif « zéro Covid[37] ». Mais, à côté de ces pays d'Asie du Sud-Est, d'autres comme la Nouvelle-Zélande et l'Australie, qui n'avaient jamais connu le SRAS, ont réussi à mettre en œuvre cette stratégie, en mettant à profit leur caractère insulaire pour se protéger de l'invasion virale.

L'exemple de la Nouvelle-Zélande

L'exemple de la Nouvelle-Zélande, dont la Première ministre, Jacinda Ardern, s'est fait connaître du monde entier lors de cette crise, est intéressant. Ses conseillers scientifiques ont expliqué leur démarche dans le *New Zealand Medical Journal* en avril 2020[38]. Comme la France et le Royaume-Uni, la Nouvelle-Zélande avait élaboré un plan de réponse à la pandémie grippale. Mais, à la différence de ces pays, les autorités ont vite compris que le Covid était bien plus grave que la grippe. En partant des premières données issues de Chine, elles ont calculé qu'en suivant la stratégie d'atténuation préconisée par ce plan, elles devaient s'attendre à 14 000 décès et à un débordement des hôpitaux qui obligerait à déprogrammer les autres soins. S'inspirant du contrôle de l'épidémie en Asie du Sud-Est[39], mais aussi de leur propre expérience de fermeture des frontières maritimes pendant la pandémie de 1918[40], les autorités ont donc décidé d'abandonner le Plan pandémie grippale et d'élaborer un nouveau plan visant à éliminer le virus (« stratégie zéro Covid »), un objectif jugé réaliste par ces scientifiques qui avaient noté que la durée d'incubation du Covid, plus longue que la grippe (5 à 6 jours contre 1 à 3 jours) laissait la possibilité d'identifier les contacts et de les isoler avant qu'ils ne transmettent leur infection. Cette stratégie a été décidée de façon conjointe par les autorités politiques et scientifiques. Elle a été défendue auprès de la population par la Première ministre, ce qui a permis d'obtenir la confiance et l'adhésion du public.

Un confinement a été initialement nécessaire à partir du 26 mars 2020, pour limiter la transmission du virus déjà présent et avoir le temps de se préparer. Comme en Corée du Sud, cette stratégie a ensuite reposé sur des dépistages à large échelle et un isolement strict des personnes infectées, une recherche très rapide des contacts et leur mise en quarantaine, associés à des confinements ou à des cordons sanitaires localisés et de courte durée, le temps de contrôler un départ de feu de quelques dizaines de cas. Ces mesures étaient doublées d'un contrôle très strict des frontières, avec des quarantaines surveillées dans des hôtels aménagés pour les habitants rentrant de l'étranger. Une communication claire et transparente a accompagné cette politique. Des aides pour compenser les pertes de salaires ont été aussi mises en place.

Début mai 2020, le dernier cas a été identifié et isolé et, le 8 juin, la fin de la pandémie a été déclarée. Le pays est revenu à une vie quasi normale tout en poursuivant un contrôle aux frontières et une recherche active des nouvelles infections[41]. Comme le note le journal *Science*, la Nouvelle-Zélande est devenue un modèle de réactivité dans la lutte contre la pandémie[42].

La réussite de cette stratégie en 2020

Pendant toute l'année 2020, et même début 2021 la Nouvelle-Zélande, l'Australie et la Chine, la Corée du Sud, Hong Kong et Singapour ont poursuivi cette stratégie d'élimination qui les a amenés à des confinements très courts et souvent limités à une seule ville, dès que quelques cas étaient détectés, le temps de tarir la source des contaminations.

Des études ont montré que, en 2020, la stratégie « zéro Covid » avait non seulement permis de limiter considérablement les décès, mais aussi de mieux préserver la croissance économique et les libertés, en restreignant la durée totale des confinements. Durant les douze premiers mois de la pandémie, le nombre de décès par million d'habitants des pays de l'OCDE (Australie, Islande, Japon,

Nouvelle-Zélande et Corée du Sud) qui avaient appliqué cette stratégie était vingt-cinq fois plus bas que les trente-deux pays qui, comme la France, le Royaume Uni et les États-Unis, avaient choisi la stratégie d'atténuation. Et début 2021, ces cinq pays avaient tous retrouvé un niveau de PIB pré-pandémique, à la différence des autres[43].

Devant les succès sanitaires économiques et sociaux des pays « zéro Covid », des universitaires ont plaidé, en février 2021, pour que cette stratégie soit appliquée dans leur pays, sans grand succès. La France, comme la plupart des pays occidentaux, a durant toute la première année de la pandémie, par défaut et sans vraiment en faire le choix, cherché à éviter les débordements de son système de santé, au moyen de mesures de restrictions et de confinements répétés jusqu'à l'arrivée des vaccins.

Il reste de cette année 2020 une leçon très importante pour la préparation aux prochaines pandémies que nous ont donnée ces pays « zéro Covid ». Pour tenir avant l'arrivée du vaccin, une stratégie d'élimination est non seulement possible, mais préférable devant une pandémie capable de faire un grand nombre de victimes. Mais elle nécessite des moyens et une réactivité que nous devons anticiper[44] en tirant les leçons de cette crise.

Les premiers seront-ils les derniers ?

Paradoxalement, c'est cet échec des pays occidentaux à contenir l'épidémie en 2020 qui les a poussés à investir massivement et rapidement dans la vaccination. Une fois encore, l'empreinte du passé a conditionné la réaction des pays. Comme une sorte de revanche pour ces pays humiliés d'avoir été totalement pris en défaut par ce virus, malgré leur expertise scientifique incontestable. Ils n'avaient pas su combattre ce virus avec les armes du Moyen Âge qu'ils avaient méprisées. Ils le vaincraient avec des armes du XXIe siècle. Et les vaccins à ARNm et à adénovirus, mis au point moins d'un an après la découverte du virus, étaient des armes du XXIe siècle, comme je le soulignais sur LCI le 10 novembre 2020. Les États-Unis, terrassés par la première vague, se sont lancés dans la course au vaccin avec une détermination et des moyens considérables. Le Royaume-Uni a investi dans son vaccin national mis au point par les chercheurs d'Oxford avec Astra-Zeneca. L'Union européenne a réuni ses experts pour sélectionner les vaccins prometteurs et faire des commandes groupées. Tous ces pays ont misé sur la vaccination pour les sortir de la crise et ont assez rapidement disposé de quantités suffisantes pour vacciner l'ensemble de leur population. Les pays les moins réactifs lors de la première vague sont devenus les plus réactifs pour délivrer des autorisations d'urgence et vacciner, à l'image du Royaume-Uni, qui a démarré avant tout le monde sa campagne en décembre 2020.

À l'inverse, les pays « zéro Covid », comme la Corée du Sud mais aussi le Japon, l'Australie et la Nouvelle-Zélande, forts de leur succès initial, n'ont pas immédiatement perçu l'intérêt de la vaccination et ont pris du retard dans la réservation et la délivrance des vaccins. « Le succès même de la lutte contre la maladie a réduit les motivations et les efforts déployés pour mettre en place des centres de vaccinations de masse, a déclaré Robert Booy, infectiologue à l'université de Sydney, en Australie. Quand les gens meurent de tout côté, le besoin est évident[45]. »

Seule la Chine a très tôt misé sur une stratégie mixte, qu'elle a appelée « double assurance », reposant à la fois sur le contrôle du virus et une campagne de vaccination massive, et elle s'est rapidement lancée dans la fabrication de vaccins.

Et, en 2021, le vent a tourné pour les pays « zéro Covid », avec l'arrivée des variants rapidement transmissibles. C'est la Corée du Sud qui a déclaré forfait en premier devant la vague Alpha, en janvier 2021. Durant l'été, la vitesse de diffusion du variant Delta a fini par dépasser les capacités de traçage des pays les plus réactifs et mis à mal la stratégie « zéro Covid ». Les gouvernements de ces pays, qui avaient été loués pour leur *réactivité*, se sont retrouvés critiqués pour la *lenteur* de leur campagne de vaccination. *Les premiers ont été les derniers*[46], illustrant un renversement de situation si fréquent au cours de cette crise.

En Australie, lorsque la trace du variant Delta a été perdue fin juin 2021, les experts ont poussé les autorités à accélérer la vaccination. En juillet, seuls 10 % de la population étaient vaccinés et la ville de Sydney a dû se reconfiner, déclenchant une crise politique. En août, Melbourne a dû faire de même. Les autorités ont été critiquées en raison de la lenteur de la vaccination, considérée comme responsable de ces confinements répétés que la population tolérait de moins en moins bien. Des manifestations ont eu lieu à Brisbane, alors que le virus avait échappé au contrôle des autorités, les obligeant à confiner la ville. La stratégie « zéro Covid » a fini par être abandonnée.

La Corée du Sud, considérée comme un modèle en 2020, a eu aussi du mal à obtenir des stocks suffisants de vaccin – elle a récupéré *in extremis* les réserves de Pfizer d'Israël qui allaient se périmer. En Thaïlande, les autorités avaient jugé que le vaccin était trop coûteux par rapport à son impact attendu sur l'épidémie, ce qui a retardé les commandes. Face à la pénurie en juillet 2021, le directeur de l'Institut national des vaccins a été obligé de faire des excuses publiques à la population.

En Nouvelle-Zélande aussi, en août 2021, la population a de moins en moins bien supporté d'être confinée pour quelques cas. La contestation s'est amplifiée et les critiques ont souligné l'insuffisance de la couverture vaccinale qui n'atteignait que 20 % de la population. La première ministre Ardern, autrefois encensée pour son charisme et sa détermination, a été accusée de vouloir « courir après un arc-en-ciel[47] ». En novembre 2021, après vingt mois de politique « zéro Covid », la Nouvelle-Zélande y a officiellement renoncé.

À Hong Kong, ce n'est pas la pénurie de vaccin qui a freiné la campagne, mais l'hésitation de la population très peu touchée par la première vague, qui n'a pas perçu le besoin de se protéger contre le virus.

Cependant, grâce à leur réactivité, la plupart de ces pays ont réussi à rattraper ce retard et se sont retrouvés, en novembre 2021, à des niveaux de vaccination comparables, voire supérieurs à la France (entre 77 % et 80 % de vaccinés deux doses)[48]. À Hong Kong cependant, la population âgée a été assez réticente et, début 2022, plus de la moitié des plus de 60 ans n'étaient toujours pas complètement vaccinés[49,50].

Que fait la Chine ?

En novembre 2021, alors que la vague Delta a touché l'Europe, seule la Chine a poursuivi l'objectif d'élimination du virus en organisant des dépistages massifs et des confinements de villes entières, de moins en moins bien tolérés par la population. L'enjeu politique était important, car la Chine voulait se montrer exemplaire dans sa lutte contre le virus pendant les jeux Olympiques d'hiver de Pékin, en février 2022.

Mais les autorités se préparaient déjà à des lendemains difficiles. Dans une étude publiée en novembre 2021, dans le très officiel journal du CDC chinois[51], des scientifiques avaient en effet alerté sur les difficultés que rencontrerait leur pays lors de l'ouverture de ses frontières, car disaient-ils, même avec des hypothèses optimistes, il fallait se préparer à un débordement très grave du système de santé. La vague Omicron qui a atteint Hong Kong en février-mars 2022, et a submergé les hôpitaux et les morgues[52], a confirmé la réalité de cette menace et montré les dangers de la sous-vaccination des personnes âgées. 90 % des décès sont survenus chez des personnes incomplètement vaccinées[53]. Une leçon pour la Chine, où seuls 50 % des plus de 60 ans et 20 % des plus de 80 ans avaient reçu un rappel à la même époque, et où les autorités avaient refusé pour des raisons politiques d'utiliser le vaccin à ARNm Pfizer, plus efficace que les vaccins chinois conçus sur une technologie ancienne d'inactivation des virus.

En mars 2022, la multiplication des foyers Omicron a touché la Chine continentale et obligé le pays à reconfiner 80 millions de personnes, dont Shenzen, une plateforme mondiale de production industrielle. Les dirigeants chinois, conscients du coût social et économique de la stratégie « zéro Covid », ont alors tenté d'amorcer un début de reconversion de la « tolérance zéro » vers la « dynamique zéro Covid », pour « préserver les échanges internationaux et un développement économique normal », comme l'a alors déclaré un responsable du CDC chinois chargé des mesures de transition[54]. Le président Xi Jinping a officiellement demandé une « prévention et un contrôle optimal de la pandémie à moindre coût social et économique[55] ».

En avril, c'est Shanghai qui a été touchée et a dû se reconfiner plusieurs semaines, alors que la population était de plus en plus réticente à subir cette privation de liberté pour une épidémie dont elle ne percevait pas la gravité, en raison d'un nombre de décès très restreint. Pour éviter une vague d'hospitalisations, les autorités ont simultanément cherché à renforcer la vaccination des personnes de plus de 60 ans. Puis Pékin a été atteint par la vague Omicron, et finalement les autorités n'ont pas osé prendre le risque de laisser circuler le virus dans une population insuffisamment protégée par la vaccination, et qui n'avait pas développé d'immunité en raison de la faible circulation antérieure du virus. Revenant en arrière sur ses déclarations de mars 2022, le président Xi Jinping a réaffirmé le 6 mai 2022 la stratégie « zéro Covid ». « La réouverture de la société va, à coup sûr, conduire à une explosion du nombre d'infections, de cas critiques et de morts, et nuire sérieusement au développement économique et social et à la santé et à la vie des gens », se sont défendus les leaders chinois, qui ont aussi souligné la vulnérabilité du système de soins du pays[56].

L'objectif des pays « zéro Covid », dont la Chine, était d'éliminer le virus par des méthodes de contrôle « basiques » de santé publique, en attendant que le vaccin prenne le relais et assure une immunité suffisante de la population pour stopper le virus (immunité collective), ou au moins permettre sa circulation sous une forme atténuée, grâce à la protection contre les formes graves. Malheureusement, la deuxième partie de 2021 a révélé que ces objectifs étaient plus difficiles à atteindre que prévu, en raison de la baisse de l'efficacité des vaccins avec le temps et de l'émergence de nouveaux variants plus résistants aux vaccins. L'efficacité des vaccins inactivés chinois s'est aussi révélée moins bonne que celle des vaccins à ARNm, technologie que la Chine n'avait pas développée en 2021. C'est d'ailleurs ce qu'avait reconnu publiquement, dès avril 2021, le Dr George Gao, directeur du CDC chinois et membre des deux académies des sciences chinoise et américaine... avant de se rétracter pour des raisons politiques.

Ce sont ces mêmes raisons qui expliquent que la Chine ait refusé d'utiliser les vaccins à ARNm américains, bien qu'un accord ait été signé entre Pfizer et une entreprise chinoise, Fosun Pharma, pour les produire en Chine[57]. La Chine a donc préféré miser sur ses propres ressources, en espérant que ses vaccins de deuxième génération – notamment un vaccin protéique ZF2001 développé par l'Académie des sciences avec George Gao, mais aussi un vaccin ARNm, ARCoV, développé par l'Académie militaire des sciences médicales[58] – lui permettraient de renforcer sa couverture vaccinale à temps, grâce à des rappels. Malheureusement, Omicron est arrivé avant la fin des essais cliniques de ces nouveaux vaccins[59] et a mis la Chine en difficulté, révélant là encore les effets délétères de la politisation de la crise déjà analysés aux États-Unis pour la stratégie non vaccinale (cf. chapitre 10).

Signal fort d'un changement de stratégie, en juillet 2022, la Chine a décidé de recourir au pass sanitaire[60] pour encourager les personnes âgées à se faire vacciner.

Simultanément une grande revue scientifique[61] a publié les résultats de son nouveau vaccin protéique ZF2001, et montré qu'il s'avérait nettement plus efficace sur Omicron que les vaccins inactivés utilisés jusqu'alors, laissant entrevoir la fin de la politique « zéro Covid », de plus en plus coûteuse sur le plan social et économique.

Quels enseignements en tirer ?

Cette pandémie nous apprend donc que cette stratégie d'élimination est efficace, mais difficile à tenir dans la durée, car la population se lasse avec le temps des mesures contraignantes comme les confinements, les quarantaines obligatoires et les fermetures des frontières. Ces dernières ont aussi un coût économique, qui augmente avec la durée de la crise. En outre, cette stratégie peut être mise en échec par un variant rapidement transmissible, comme Delta puis Omicron. C'est donc une phase de contrôle initiale qui permet de gagner du temps face à une pandémie sévère, afin d'attendre le vaccin, mais cela ne le remplace pas, comme ont fait l'erreur de le croire certains pays. Malheureusement, la fabrication d'un vaccin reste une donnée incertaine en début de crise et son efficacité peut être remise en question par l'émergence d'un nouveau variant résistant. Néanmoins, cette crise a aussi montré qu'il était possible de raccourcir de façon spectaculaire les délais d'obtention des vaccins. Il faut donc s'efforcer de tenir jusqu'à la relève vaccinale, en espérant que celle-ci soit la plus rapide possible.

Aucun plan de lutte contre les pandémies ne sera jamais parfait. Car la prochaine pandémie sera différente et tout aussi imprévisible. C'est en tirant des enseignements de chaque expérience que nous serons cependant mieux préparés, comme l'ont été au début de cette pandémie les pays qui ont connu le SRAS en 2003.

16. Faut-il fermer les frontières face aux pandémies ?

En janvier-février 2020, on savait peu de chose sur l'efficacité réelle des fermetures de frontières. Les rares données à disposition étaient issues de modélisations faites à partir de la pandémie de grippe de 1918. Lors du SRAS, en 2003, des mesures de contrôles aux frontières et de restrictions des voyages avaient été instituées, mais les frontières n'avaient jamais été fermées.

Une mesure réprouvée par l'OMS

L'OMS[62] et l'European Centre for Disease Prevention and Control (ECDC)[63] ne recommandaient pas cette fermeture, dont les dommages collatéraux pour les pays touchés en matière sociale, économique ou d'assistance médicale étaient considérés comme plus importants que l'efficacité sanitaire. Pour ces institutions, fermer les frontières ne pouvait retarder l'introduction du virus dans un pays qu'à la condition d'une étanchéité parfaite et d'une mise en œuvre très rapide, ce qui, ajoutaient-elles, « n'était possible que dans des contextes très spécifiques, par exemple pour les petites nations insulaires isolées ». Cette position s'inspirait d'une modélisation de Neil Ferguson de l'Imperial College[64], qui avait calculé qu'une fermeture des frontières efficace à 99,9 % pouvait retarder une pandémie grippale de six semaines, mais entre 90 et 99 % d'efficacité, le délai n'était plus que d'une semaine et demie à trois semaines. De plus, cette fermeture ne faisait que différer l'importation, elle ne réduisait pas la durée de l'épidémie.

Début 2020, l'OMS ne conseillait pas non plus[65] de restreindre les voyages avec les pays touchés comme lors du SRAS. Ainsi que le soulignait le journal *Nature*[66], cette position était, comme souvent dans l'histoire des crises, une empreinte du passé. En 2003, lorsqu'elle avait déconseillé les voyages en Chine et à Toronto, l'OMS avait subi de fortes pressions pour lever ces restrictions aux lourdes conséquences économiques. Les critiques avaient relevé que cela découragerait forcément les pays de déclarer leurs épidémies.

La mise en place de cordons sanitaires

En janvier et début février 2020, les mesures prises par les différents pays pour ralentir la circulation internationale du virus ont cependant été celles utilisées lors du SRAS : la Chine a mis en place un cordon sanitaire autour de Wuhan, avec un arrêt du trafic aérien pour essayer de freiner l'exportation du virus. Les pays qui se pensaient encore indemnes ont, eux, diminué, voire arrêté les vols directs en provenance ou vers les pays touchés, et mis en place un contrôle sanitaire plus ou moins strict des voyageurs aux frontières et des quarantaines collectives pour les ressortissants rapatriés des zones épidémiques. Mais les frontières n'ont pas été fermées.

En février 2020, lorsque la pandémie s'est déclarée dans le nord de l'Italie, les autorités ont aussi tenté de limiter la diffusion du virus par un cordon sanitaire autour des zones touchées. En France, le débat a pris un tour politique. Des dirigeants d'extrême droite ont demandé la fermeture de la frontière avec l'Italie le 23 février 2020. Mais aucun pays européen n'a suivi. Cette mesure aurait de toute façon été inutile, car le virus se propageait déjà rapidement en France, même si les autorités n'en avaient pas encore conscience. Lorsque la circulation du virus a été mise en évidence dans l'Oise trois jours plus tard, les mesures de quarantaine des voyageurs en provenance d'Italie ont d'ailleurs été abandonnées.

La mise en place d'un cordon sanitaire pour isoler une zone touchée par l'épidémie s'est révélée efficace, comme l'ont montré les études sur l'impact de celui-ci autour de Wuhan. Bien que cette mesure ait été prise trop tardivement pour empêcher que d'autres villes chinoises soient touchées à l'occasion des déplacements des fêtes du Nouvel An chinois, elle aurait permis de réduire le nombre de cas importés dans les autres pays de 80 % jusqu'à la mi-février[67].

De nouvelles études, reposant sur la modélisation du Covid-19 et non plus de la grippe, ont aussi permis de conclure que les restrictions de voyages étaient utiles pour contrôler la diffusion du virus si elles étaient prises suffisamment tôt[68, 69]. Une fois que le virus circule largement dans les pays, cette mesure n'a plus vraiment de sens, car les cas importés par les voyageurs ne représentent plus qu'une faible part de l'épidémie.

Le cas des pays « zéro Covid »

Les seuls pays ayant réellement fermé leurs frontières en 2020 sont ceux qui ont adopté la stratégie « zéro Covid », où l'importation de virus représentait un risque majeur de redémarrage de l'épidémie. Les mesures adoptées pour éviter cette réintroduction ont varié selon les pays. Hong Kong et la Corée du Sud ont réduit les échanges avec les pays voisins, sans totalement fermer leurs frontières pour ne pas empêcher les travailleurs frontaliers de circuler. L'importation de cas était cependant évitée par un contrôle très strict des voyageurs et leur mise en quarantaine[70, 71]. La Chine, l'Australie et la Nouvelle-Zélande, et à un moindre degré le Japon, ont en revanche fermé leurs frontières à tous les étrangers et imposé des quarantaines à l'arrivée de leurs ressortissants. Une étude sur les îles du Pacifique datant de 2008 avait montré que l'application très stricte de mesures de quarantaine pour les bateaux avaient permis de retarder de plus d'un an, voire d'empêcher l'arrivée du virus grippal pandémique en 1918[72]. C'est cette étude qui a encouragé la Nouvelle-Zélande, bénéficiant comme l'Australie et le Japon d'un statut insulaire, à fermer ses frontières lors de la mise en place du plan « zéro Covid ».

Il est difficile de dire quelle a été l'efficacité propre des fermetures de frontières dans cette stratégie « zéro Covid », car elles ont été associées à d'autres mesures. Mais elles ont certainement été très utiles, comme l'atteste le fait que la plupart des cas détectés dans ces pays en 2020 et début 2021 étaient des cas importés ou des personnes qui avaient été directement contaminées par un voyageur. Ce qui signifie que le virus était bien stoppé aux frontières et n'était pas entré sur le territoire. En 2021, la plupart de ces pays ont dû, comme on l'a vu dans le chapitre précédent, abandonner leur objectif « zéro Covid » avec l'arrivée de variants trop transmissibles pour être éliminés. Mais la fermeture des frontières est restée en place pour éviter ou retarder l'introduction des nouveaux variants. Ainsi, l'Australie l'a maintenue jusqu'en décembre 2021 pour lutter contre Omicron. La Nouvelle-Zélande n'a rouvert les siennes que très progressivement à partir de février 2022, puis totalement en juillet 2022, soit plus de deux ans après leur fermeture.

L'acccélération de la science a changé la donne

L'arrivée de variants à partir de l'été 2021 a en effet changé la donne, et pas seulement pour les pays « zéro Covid ». De nombreux pays qui ne l'avaient pas fait auparavant ont décidé de fermer leur frontière aérienne avec l'Inde lorsque le variant Delta a été classé par l'OMS comme préoccupant. La même chose s'est reproduite quand les scientifiques d'Afrique du Sud ont annoncé avoir identifié le variant Omicron, fin novembre 2021, et ont alerté le monde sur sa potentielle dangerosité. Beaucoup de pays, dont la France, le Royaume-Uni, les États-Unis et Israël, ont interrompu temporairement leur liaison aérienne avec l'Afrique du Sud et les pays voisins. L'OMS a protesté et l'Afrique du Sud s'est sentie trahie. Ses scientifiques ont été mis dans une position difficile. Grâce à une surveillance remarquable du génome du virus, ils avaient tiré la sonnette d'alarme, mais cette prouesse scientifique se retournait contre leur pays. « Tirez sur le messager », comme l'a résumé un article du *Lancet*[73].

Et pourtant, difficile de blâmer les pays qui ont pris ces mesures, souvent sous la pression de leurs propres scientifiques. Des études au début de la pandémie avaient montré que la rapidité d'introduction d'un virus dans un pays était en effet liée à l'intensité des échanges aériens avec les pays atteints[74]. C'est ce qui explique notamment que, en 2021, l'Angleterre a été touchée avant la France par le variant indien Delta et le variant sud-africain Omicron. Ce n'est pas vraiment une découverte. Le médecin français Arnold Netter, dans son traité sur la grippe de 1905, avait déjà remarqué que le virus suivait les lignes de chemin de fer.

Malgré l'opposition de l'OMS, les responsables ont donc eu recours plusieurs fois, lors de cette pandémie, à la fermeture des frontières pour freiner l'importation de virus. Le recul nous permettra d'évaluer plus précisément le bénéfice sanitaire de ces mesures qui hier paraissaient inutiles, car elles ne faisaient que retarder l'arrivée d'un virus d'une à deux semaines, mais qui pourraient aujourd'hui être considérées comme précieuses en raison de l'accélération des connaissances scientifiques. Deux semaines ont été suffisantes par exemple pour mieux apprécier la sévérité et la résistance aux vaccins du variant Omicron, ce qui a aidé les différents pays à se préparer à son arrivée et à gérer la crise avec moins d'incertitude que les pays touchés en premier.

La science va plus vite. Et c'est peut-être cette nouvelle échelle du temps scientifique qui pourrait pousser l'OMS à revoir sa position sur les mesures ancestrales de contrôles aux frontières qu'elle considérait hier encore comme inutiles. Sous l'égide de l'institution, un nouveau traité international sur les pandémies est en cours de négociation, pour que les pays se mettent d'accord sur la façon de se préparer, de réagir y compris aux frontières et d'échanger informations, équipement médical et vaccins[75]. Il devrait être adopté en 2024. « Il y a encore une longue route devant nous », a souligné le directeur général de l'OMS[76].

VI. LES SYSTÈMES POLITIQUES CONFRONTÉS AUX ÉPIDÉMIES

Les pays occidentaux ont déploré nettement plus de décès que les pays asiatiques. Comme on l'a vu, les premiers, trop sûrs d'eux, avaient pour la plupart perdu le savoir-faire permettant d'arrêter une épidémie, alors que les seconds, plus vulnérables aux menaces infectieuses et éprouvés par le SRAS et le MERS-CoV, s'étaient mieux préparés et ont été plus réactifs.

Pendant cette pandémie, beaucoup de commentateurs ont aussi avancé l'idée que le régime politique avait contribué aux difficultés des uns ou au contraire au succès des autres. Les démocraties occidentales seraient plus vulnérables, car la population suivrait moins les consignes et ne supporterait pas des mesures trop contraignantes. La décentralisation du pouvoir, comme en Italie, accentuerait ce handicap en ralentissant le processus de décision et la mise en œuvre des mesures sur le terrain. Au fond, les morts seraient le prix à payer de la liberté. « J'aime mieux attraper le Covid dans un pays libre que d'y échapper dans un pays totalitaire[1] », a même déclaré un philosophe, comme s'il fallait choisir entre les deux. La « culture asiatique » aurait aussi facilité le port du masque et le respect des mesures d'isolement et de quarantaine. Qu'en est-il vraiment ? Vérités ou préjugés ?

Le gouvernement britannique de Boris Johnson a soutenu qu'il avait pu commencer sa campagne de vaccination avant les pays européens grâce au Brexit. L'Union européenne s'est fait violemment critiquer pour son absence de coordination face à la pandémie et même sur sa stratégie de commandes groupées. Démêlons le vrai du faux ; quels sont les vrais gagnants et les vrais perdants ? L'UE est-elle sortie affaiblie ou renforcée de cette épreuve ?

« Nous sommes en guerre », a martelé Emmanuel Macron le 16 mars en annonçant le confinement. « Médecine de guerre », ont décrit les Italiens à propos des hôpitaux submergés et des patients étouffant dans leur voiture. « Brouillard de la guerre ». Qu'est-ce qui différencie cette crise sanitaire d'une guerre ? Faut-il se préparer aux pandémies comme on se prépare à la guerre ?

17. Les démocraties occidentales sont-elles plus vulnérables ?

Le 30 décembre 2021, la mortalité liée au Covid était beaucoup plus élevée dans les pays occidentaux qu'asiatiques. À titre d'exemple, le nombre de décès pour 100 000 habitants[2] était de 250 aux États-Unis, 226 en Italie, 222 au Royaume-Uni, 207 en Russie, 184 en France et au Portugal, et 133 en Allemagne. Dans les pays d'Asie, ce niveau était de huit à deux cent cinquante fois moins haut, atteignant 32 au Vietnam, 31 en Thaïlande, 14 au Japon et à Singapour, 10 en Corée du Sud, 35 à Taïwan, et 0,35 en Chine. Les pays d'Océanie étaient aussi relativement épargnés : l'Australie et la Nouvelle-Zélande atteignaient respectivement 8 et 1 décès pour 100 000 habitants.

Le Covid-19 fait mentir l'expertise dans le domaine de la santé mondiale

Trois mois avant le début de la pandémie, en octobre 2019, était paru un rapport intitulé le Global Health Security Index (GHSI), classant 195 pays selon leur capacité à répondre au « risque mondial le plus omniprésent : le risque infectieux pouvant mener à des épidémies internationales et des pandémies[3] ». Constatant que, malgré les précédents de l'attaque d'anthrax en 2001, du SRAS de 2003 puis du MERS-CoV en 2012 et les menaces de pandémie grippale, les décideurs ne s'étaient intéressés que de façon épisodique à leur biosécurité, un groupe d'experts avaient évalué la préparation des États selon trente-quatre indicateurs et conclu : « Aucun pays n'est totalement prêt à faire face à une épidémie ou à une pandémie. Dans tous les pays, des failles importantes existent. » Sur la capacité à détecter un risque pandémique potentiel, seuls 19 % des pays obtenaient des scores satisfaisants, et moins de 5 % étaient considérés en mesure de répondre rapidement et de contenir la diffusion d'une épidémie. C'est néanmoins l'item qui concernait la capacité du système de santé à prendre en charge les patients et à protéger leur personnel qui s'était révélé le plus catastrophique, avec un score moyen de 26,4/100, le plus bas de tous les scores relevés.

Si ce constat s'est révélé prophétique, le classement des pays l'était beaucoup moins. Les États-Unis et le Royaume-Uni étaient en effet largement en tête, avec des notes élogieuses proches de 80/100. La France se trouvait en onzième position (68,2/100), l'Italie trente et unième (56/100). Le Japon et Singapour se situaient dix et treize places derrière la France soit en vingt et unième et vingt-quatrième position et la Nouvelle-Zélande à la trente-cinquième place. La Chine était classée en cinquante et unième position.

Fin mars 2020, après la première vague, il a fallu se rendre à l'évidence : « Le Covid-19 fait mentir l'expertise dans le domaine de la santé mondiale[4]. » La réponse des Britanniques et des Américains avait été catastrophique. Et pourtant, ces pays abritaient avec la Suisse les deux tiers des organisations internationales travaillant dans le domaine de la santé et concentraient 50 % des experts internationaux[5]. En reprenant le score du GHSI, une équipe internationale a montré que, contrairement à ce qu'on aurait attendu, plus le score était élevé et plus la mortalité (au 19 octobre 2020) était élevée. Un score qui se révélait donc bien trompeur.

En 2021, face à ce constat, les auteurs du GHSI[6] ont admis qu'ils avaient sous-évalué les mesures de contrôle non pharmaceutiques des épidémies et ils ont rajouté de nouveaux items portant sur la capacité à développer des tests à grande échelle, à faire du *contact tracing* (cf. chapitre 15) et à constituer des stocks de masques et de matériel de protection du personnel soignant. Ils se sont aussi défendus en expliquant que leur score portait sur la capacité structurelle de réponse des pays et non sur les facteurs sociaux, politiques et culturels, plus contextuels, qui avaient joué un rôle majeur dans la réponse à la pandémie de Covid et qu'ils n'avaient pas pu anticiper. « La gouvernance en est un exemple clé ; certains leaders politiques ont joué un rôle important, entraînant leur pays dans la mauvaise direction[7] », ont-ils rappelé, citant à juste titre la politisation de la crise aux États-Unis (cf. chapitre 10). De même, la contribution de l'Union européenne ou d'autres organisations internationales n'avait pas non plus été prise en compte[8].

Des facteurs politiques et culturels surestimés

Mais cette crise a aussi montré que le rôle des facteurs politiques et culturels a parfois été au contraire surestimé, et que cette surestimation a induit en erreur les décideurs.

Le retard du confinement au Royaume-Uni a, comme l'a relaté un ancien conseiller de Boris Johnson, été en partie lié à l'idée, partagée fin février 2020 par les scientifiques du groupe SAGE et les autorités sanitaires[9], que « premièrement, jamais les Anglais n'accepteraient un confinement et que deuxièmement, ils ne se plieraient pas à la "méthode asiatique" de recherche des cas et des contacts, avec la violation de la vie privée qu'elle impliquait ». De plus, si un confinement était mis en place, pensaient-ils, il serait quasiment impossible de le maintenir suffisamment longtemps pour passer le pic de la vague. Il est vrai qu'un confinement n'avait jamais été utilisé au Royaume-Uni, même en temps de guerre[10]. Mais, comme l'ont souligné les parlementaires, « on peut s'étonner qu'une décision aussi importante que celle de rejeter un confinement ait été prise aussi légèrement ». Le 16 mars, quand la gravité de la situation est devenue évidente, le SAGE a d'ailleurs admis la faiblesse des arguments, qui ne reposaient sur rien de scientifique. Les études des épidémiologistes du SAGE ont par la suite démontré que le retard du confinement avait été à l'origine de la mortalité très élevée observée en Espagne, au Royaume-Uni et en Italie lors de cette première vague[11]. La mortalité cumulée en juin 2020 était en effet entre 500 et 600 décès par million d'habitants dans ces pays, alors qu'au Danemark et en Suisse, pays qui avaient confiné leur population plus précocement par rapport à la vague, la mortalité était inférieure à 200 décès par million d'habitants.

Les mêmes arguments que ceux du SAGE ont aussi été entendus en France, où le confinement tardif a été à l'origine d'une mortalité élevée lors de la première vague (environ 400 décès par million d'habitants en juin 2020). J'avais été frappée d'entendre, le 6 mars, un membre du Conseil scientifique remettre en question l'efficacité des mesures prises non seulement en Chine, à Wuhan, mais aussi à Singapour et à Taïwan, deux petits pays qui avaient réussi à contrôler l'épidémie. L'argument n'était pas scientifique, mais politique et culturel : « Singapour est un État très structuré, très policé, avec des standards d'hygiène très élevés et des mesures punitives très fortes. Pour les expatriés qui ne respecteraient pas les règles, c'est le bannissement à vie de la ville ! » En un mot, même s'ils en ont été capables, nous ne pouvons pas exporter ce modèle en France. Pas question d'adopter les mesures de confinement drastique que la Chine, « ce régime non démocratique », impose à sa population, avait aussi déclaré le directeur général de la santé[12]. « Nous devrons interroger les faiblesses de nos démocraties », a dit Emmanuel Macron dans son discours du 12 mars[13] où il appelle les Français à freiner l'épidémie, sans pour autant leur demander de se confiner – ce qu'il fera quatre jours plus tard. Les méthodes très autoritaires prises en Chine pour isoler les patients ou les contacts, ou pour surveiller les habitants dans chaque immeuble afin de s'assurer qu'ils suivaient bien les consignes, paraissaient en effet difficiles à appliquer dans les démocraties occidentales. Mais la Corée du Sud, la Nouvelle-Zélande et l'Australie ont aussi réussi à éliminer le virus pendant l'année 2020. Le contrôle de cette pandémie n'a donc pas été l'apanage des pays autoritaires, et n'a pas obligé les pays à renier leurs principes démocratiques.

La population adapte son comportement au danger

Les préjugés des dirigeants occidentaux sur l'incapacité de leur population à supporter un confinement se sont révélés faux. Le confinement a été remarquablement bien suivi aussi bien au Royaume-Uni[14] qu'en France, pour ne citer que ces deux exemples, comme en atteste la chute de la mobilité captée par les opérateurs de téléphonie mobile (cf. chapitre 26).

Le port du masque appelle exactement les mêmes remarques. Considérés initialement comme faisant partie de la culture asiatique, et très difficilement exportables en France et dans les autres pays occidentaux[15], les masques ont été portés par plus de 85 % de la population française dans les lieux publics pendant la deuxième vague de l'automne 2020 et la troisième vague du début 2021[16]. Dans les pays asiatiques, avant le Covid, les masques étaient surtout portés dans la rue par les personnes malades, ou celles qui se sentaient fragiles et voulaient se protéger des infections. Pendant le Covid, l'augmentation puis la diminution des mesures de prévention individuelles (port du masque, hygiène des mains et éviter les rassemblements) ont été, à Hong Kong comme dans les pays occidentaux, plus liés à la perception du danger et à la courbe des contaminations[17] qu'aux habitudes culturelles.

Enfin, les intentions vaccinales en France, pays considéré comme « culturellement » réfractaire à la vaccination, sont passées de 50 % en décembre 2020 à 84 % entre le 15 et le 21 juillet 2021, avant même la mise en place du pass sanitaire ce 21 juillet.

C'est une des grandes leçons de cette crise d'une ampleur et d'une durée exceptionnelles : la population adapte son comportement au niveau du danger perçu. Et même au nombre de morts, comme cela a été montré par plusieurs études. Lorsque le nombre de morts augmente, le public se sent en danger et se saisit des moyens de protection à sa disposition[18]. À l'inverse, quand la situation s'améliore et que le nombre de morts baisse, la vigilance baisse aussi, amenant un relâchement qui va à son tour arrêter la décrue de l'épidémie[19].

Dirigeants, ayez donc confiance dans votre population. Ne sous-estimez pas ses capacités à faire face aux dangers. Peut-être devrait-on aussi rajouter qu'il ne faut pas non plus sous-estimer, voire mépriser ce que font les autres pays pour se protéger ; il convient d'en tirer les leçons plutôt que de se dire qu'ils sont différents de nous. Le mauvais classement des pays asiatiques dans le GHSI de 2019 s'explique aussi en partie par le préjugé défavorable des experts internationaux envers les méthodes traditionnelles et parfois autoritaires utilisées dans ces pays pour contrôler les épidémies[20].

Cet enseignement n'est pas vraiment nouveau pour certains d'entre nous. Ayant travaillé depuis de nombreuses années sur la prévention du sida, la résistance aux antibiotiques et la lutte contre le tabac, à l'hôpital comme lors de mes passages dans des cabinets ministériels, j'avais déjà été frappée par l'extraordinaire capacité d'adaptation du comportement humain. Je me rappelle que lorsque le ministre de la Santé, Xavier Bertrand, avait décidé l'interdiction de fumer dans les lieux publics en 2006, peu de gens croyaient cette mesure applicable en France. Aujourd'hui, tout le monde serait choqué si une personne fumait à l'intérieur d'un restaurant. On pourrait dire la même chose des préservatifs pour se protéger du sida, ou du changement des habitudes alimentaires pour mieux préserver sa santé. Le comportement humain évolue et s'adapte. C'est une des belles leçons de la prévention. C'est une des choses qui me rend résolument optimiste.

L'impact de la décentralisation du pouvoir

Diverses spéculations ont aussi été faites sur l'impact de la décentralisation ou au contraire de la centralisation du pouvoir sur le contrôle de la pandémie. Ainsi, quand l'Italie a été atteinte par la première vague fin février 2020, les commentateurs ont mis en cause la décentralisation du pays pour expliquer la perte de contrôle du virus. Quelques jours plus tard, il est apparu que la France était dans une situation voisine et cette explication a disparu des écrans. À l'inverse, elle a été brandie pour expliquer que l'Allemagne s'en était mieux sortie jusqu'en septembre 2020. Mais quand la chancelière Angela Merkel, lors de la deuxième vague en octobre 2020, a peiné à convaincre les dirigeants des Länder de prendre des mesures de restrictions face à la montée des contaminations, le système fédéral porté aux nues est devenu responsable de l'insuffisance des mesures. L'Allemagne, bon élève de la première vague, est devenue l'enfant à problème de la deuxième. Aux États-Unis, la décentralisation a eu aussi ses partisans quand elle a permis aux États démocrates de rendre le masque obligatoire contre l'avis de la Maison Blanche. Mais ses détracteurs ont souligné que la décentralisation empêchait l'État fédéral d'imposer des mesures capitales, comme la vaccination obligatoire.

Pour conclure sur cette question, il faut se méfier des idées préconçues anticipant la réponse de la population à des mesures, même contraignantes ; elles s'avèrent souvent être des prétextes à l'inertie face au danger.

18. L'Union européenne a-t-elle échoué face à la crise ?

Il est frappant de voir à quel point les crises façonnent les systèmes de santé des États. Ainsi, en France, le ministère de la Santé s'est construit progressivement en réponse à une succession de crises sanitaires. Un ministère de la Santé indépendant de celui de l'Intérieur a été créé après la grippe espagnole de 1918, qui avait totalement débordé les capacités sanitaires du pays. Le but était de mieux faire face aux futures pandémies. Les agences de sécurité sanitaire ont toutes été créées à la suite d'une crise. Les affaires du sang contaminé et des hormones de croissance ont entraîné la création de l'Agence française du sang et de l'Agence du médicament. La crise de la vache folle a donné naissance à l'Agence française de sécurité sanitaire des aliments. Le drame de l'amiante a entraîné la création de l'Agence française de sécurité sanitaire de l'environnement et du travail. Et ce sont les crises du SRAS, de la canicule, de la grippe aviaire et la pandémie H1N1 qui ont abouti à la transformation de l'Institut de veille sanitaire en Santé publique France.

La même impulsion s'est produite à l'échelle de l'Union européenne. Le Centre européen de prévention et de contrôle des maladies (ECDC) a été créé en 2005, à la suite du SRAS. L'idée existait depuis quelques années, mais la rapidité de diffusion du SRAS au printemps 2003 suivie en 2004 par la menace de pandémie grippale H5N1 ont fait comprendre aux dirigeants européens l'intérêt d'une coopération en matière de santé publique. L'ECDC a été conçu comme une petite-cousine de la puissante agence fédérale américaine Centers for Disease Control and Prevention, bien que dotée de moyens beaucoup moins élevés (en 2020, 6,6 milliards de dollars pour le CDC[21] contre 60,6 millions d'euros pour l'ECDC, soit cent fois moins). Cette institution, qui regroupe trois cents personnes, a comme objectif d'améliorer la surveillance des risques liés aux maladies infectieuses à l'échelon européen, et de mettre en commun l'expertise des différents pays pour mieux les alerter et les conseiller sur la gestion de ces risques. Elle n'a cependant aucun pouvoir d'intervention directe sur la politique de santé des États membres. Pendant la pandémie de Covid, elle a émis de nombreux bulletins d'informations épidémiologiques, des analyses des risques dus aux nouveaux variants et des recommandations très documentées sur divers sujets, allant des mesures de distanciation sociale et du port du masque par le public au rôle des écoles dans la transmission ou à la durée de l'isolement des patients.

Une réponse européenne initiale fragmentée et chaotique

Mais, malgré les crises de ces deux dernières décennies et l'existence de cette agence, la réponse des pays européens pendant le premier semestre 2020 est apparue fragmentée et chaotique. Deux exemples ont cristallisé cette réponse en ordre dispersé : l'interdiction d'exportation de masques prise unilatéralement par la France et l'Allemagne, et la fermeture des frontières.

Début mars 2020, découvrant l'absence de stocks suffisants pour protéger leurs soignants, plusieurs États européens dont la France ont interdit les exportations et réquisitionné les masques qui s'apprêtaient à être envoyés dans d'autres pays européens, dont l'Italie. Cette décision prise sans concertation a attiré les critiques et semé la discorde parmi les pays de l'UE. Le commissaire européen à l'Industrie, Thierry Breton, avait alors exhorté les États membres de l'UE à répondre à la demande pressante de l'Italie en masques et en appareils respiratoires, alors que la Lombardie était touchée par la vague épidémique et que la Chine, profitant de ces discordes, mettait en scène de façon très médiatisée son aide à ce pays. D'après la commissaire européenne à la Concurrence, Margrethe Vestager, cet épisode aurait laissé des traces. « Ce que nous avons appris de tout cela, c'est qu'il nous faut être plus clairs : si ça se reproduit, nous nous coordonnerons mieux, nous coordonnerons nos actions, de manière plus efficace », a-t-elle déclaré. « Il nous faut également des stocks, nous ne pouvons pas être dépendants d'un seul fournisseur » de masques ou de médicaments, a ajouté la vice-présidente de la Commission européenne. « Nous avons retenu la leçon » et « nous avons tout un plan de travail pour tirer les enseignements de ce que nous avons vécu et nous protéger plus efficacement la prochaine fois », a-t-elle encore assuré[22].

Deuxième exemple : les mesures aux frontières, qui là aussi ont été prises en ordre très dispersé selon les pays.

Que ce soit au moment de la première vague ou lors de l'arrivée des différents variants Alpha anglais, Delta indien ou Omicron sud-africain, jamais les États membres de l'UE n'ont pu se mettre d'accord sur une attitude commune. Cela avait pourtant bien commencé, avec la décision commune entre Européens annoncée par le président Macron dans son discours du 12 mars 2020 : « Nous aurons sans doute des mesures de contrôle, des fermetures de frontières à prendre, mais il faudra les prendre quand elles seront pertinentes et il faudra les prendre en Européens, à l'échelle européenne, car c'est à cette échelle-là que nous avons construit nos libertés et nos protections[23] », puis le 16 mars 2020, lorsqu'il a annoncé « la fermeture des frontières à l'entrée de l'Union européenne et de l'espace Schengen[24] ». Pourtant, les frontières se sont refermées non à l'extérieur, mais à l'intérieur de l'espace Schengen[25], au gré de la progression de la vague épidémique, vingt-cinq ans après l'accord du même nom (26 mars 1995). Puis, avec l'arrivée des beaux jours, les pays du sud de l'Europe, comme l'Espagne, le Portugal ou la Grèce, très dépendants du tourisme, ont au contraire été peu enclins à prendre des mesures en pleine saison touristique, malgré le variant Alpha au printemps 2021 ou Delta à l'été 2021, se dissociant des autres nations.

L'initiative fondatrice des commandes groupées de vaccins

Il est néanmoins un domaine où, tirant les leçons des premiers mois de la crise, l'Union européenne a avancé de façon coordonnée. Il s'agit de la commande groupée de vaccins. Le Covid n'a pourtant pas été la première crise pendant laquelle l'UE s'est trouvée confrontée à une inégale répartition des stocks de médicaments et de vaccins et une absence de solidarité entre les pays membres. En 2005, lors de la grippe aviaire H5N1, la France avait constitué des stocks importants de Tamiflu® en traitant directement avec le laboratoire Roche, alors que certains pays plus lents à réagir n'arrivaient pas à faire de commandes. Heureusement, la grippe aviaire H5N1 n'a pas entraîné de pandémie. Le problème s'est reposé en 2009 avec la grippe H1N1, mais la pandémie s'étant révélée peu sévère, les stocks avaient peu servi. L'électrochoc est donc venu de la violence de la crise du coronavirus.

Le 18 juin 2020, la Commission européenne et les États membres ont adopté une approche européenne commune pour garantir l'approvisionnement et faciliter la distribution des vaccins[26]. La Commission a conclu avec différents fabricants des contrats d'achats groupés anticipés. Ces fabricants ont été sélectionnés grâce aux experts des différents États membres. La Commission a pu réserver un certain nombre de doses de vaccin et négocier les délais de livraison et les prix. En contrepartie, elle a financé une partie des coûts initiaux de développement. Ce financement a été considéré comme un acompte sur les achats de vaccins. Chaque État a pu ainsi recevoir la même quantité de vaccins ramenée à sa population. Des négociations régulières avec les laboratoires ont permis d'une part d'assurer des stocks suffisants pour la dose de rappel administrée à partir de septembre 2021 ; et de l'autre de préréserver des stocks, au cas où un nouveau vaccin devait être fabriqué en raison de l'apparition d'un nouveau variant échappant à l'immunitaire du vaccin fabriqué en 2020, à partir de la souche de Wuhan.

Pourtant, cette démarche commune a été initialement très critiquée. C'est le Royaume-Uni qui a ouvert le débat en proclamant fin décembre 2021 que, grâce au Brexit, il avait pu autoriser l'utilisation du vaccin Pfizer le 2 décembre 2020 soit près de trois semaines avant l'Agence européenne du médicament (EMA), qui a donné son feu vert le 21 décembre. Il a aussi fait valoir que des négociations indépendantes lui avaient permis d'assurer des stocks plus grands, et de prendre une avance certaine sur les pays de l'UE début 2021. C'est au premier trimestre 2021, alors que les vaccins étaient encore trop rares, que la présidente de la Commission européenne, Ursula von der Leyen, a fait l'objet des critiques les plus virulentes. Des pays comme la Hongrie ont décidé de se fournir en vaccin russe Spoutnik V et en vaccins chinois non homologués par l'EMA. On a accusé la Commission d'avoir mal négocié les contrats, en privilégiant le prix par rapport à la rapidité de livraison. Des questions comme « De quoi se mêle une Commission qui n'a aucune expérience, alors que les administrations des différents États savent mieux faire ? » étaient alors monnaie courante.

Mais la Commission européenne a tenu bon, et elle a eu raison. Car ce « retard » sur le Royaume-Uni n'a pas eu d'impact sanitaire évident. En janvier, la vague de variant Alpha a obligé nos voisins britanniques à confiner de nouveau leur population devant le débordement de leurs hôpitaux. Les quelques semaines qui ont séparé la vague Alpha au Royaume-Uni et en France nous ont permis de faire face à la vague avec une couverture vaccinale sensiblement identique aux Britanniques, quoique de toute façon insuffisante pour arrêter ce variant anglais. Et fin juillet 2021, la stratégie groupée de l'UE a payé et Ursula von der Leyen a pris sa revanche. La couverture vaccinale européenne a dépassé celle des États-Unis : 58 % de la population avait reçu une dose, contre 56,5 % outre-Atlantique. « Cela met l'Union européenne au rang des leaders mondiaux », a-t-elle déclaré[27]. En août 2021, certains pays européens, dont la France, le Portugal et l'Espagne, avaient même dépassé le Royaume-Uni et Israël, pourtant partis en tête, mais dont la couverture vaccinale plafonnait en dessous de la barre des 65 %.

Cette initiative commune a évité des négociations bilatérales qui auraient non seulement pu fragiliser l'UE, mais aussi laisser de nombreux petits pays à la merci d'influences extérieures. Durant l'année 2020, la Chine a en effet pratiqué une diplomatie très active, en partageant son expérience du contrôle de l'épidémie puis en exportant des masques, des équipements de protection et des automates à haut débit pour faire des tests PCR, notamment dans les hôpitaux français. En mars 2020, l'Italie et la République tchèque s'étaient déchirées à propos d'un don de masques fait par une entreprise chinoise et détourné par les autorités tchèques. Et fin 2020, le vaccin était devenu un enjeu politique majeur pour les grandes puissances, chacune cherchant à être la première à autoriser un vaccin contre le coronavirus. La Russie et la Chine ont d'ailleurs commencé à vacciner des catégories professionnelles particulièrement exposées au virus dès octobre 2020, avant même d'avoir terminé les essais de phase 3 chez l'homme, suscitant la méfiance de leur population. Aux États-Unis, le président Trump a aussi essayé de faire pression sans succès sur la Federal Drug Agency (FDA), l'agence chargée de l'enregistrement des médicaments, pour que le vaccin Pfizer soit autorisé avant l'élection présidentielle de novembre 2020.

Le 31 août 2021, 70 % des adultes de l'Union européenne étaient vaccinés[28]. Certes, la couverture vaccinale était inégale, et un pays comme la Roumanie, dont le système de santé était très fragile, avait moins de 30 % de sa population vaccinée par deux doses. Mais la Commission avait réussi son pari. Belle victoire de l'Union, alors que, aux États-Unis, Joe Biden n'avait pas atteint son objectif, qui était de vacciner 70 % des adultes avant le 4 juillet 2021, jour anniversaire de l'indépendance de son pays.

Le 16 septembre 2021, la Commission européenne a lancé l'European Health Emergency Preparedness and Response Authority (HERA), chargée « d'anticiper les menaces et les potentielles crises sanitaires et, en cas de crise, d'assurer le développement, la production et la distribution de médicaments, de vaccins et d'autres équipements médicaux – tels que les masques et les gants qui ont manqué durant la première phase de la réponse au coronavirus[29] ». La HERA a été impliquée dans des achats groupés de vaccins et d'antiviraux au moment de l'épidémie de variole du singe en Europe pendant l'été 2022.

L'Union européenne se façonnera aussi avec les crises. C'est ce que nous apprend cet épisode douloureux de son histoire, de notre histoire.

19. Peut-on comparer une crise sanitaire ou une pandémie à une guerre ?

« Nous sommes en guerre. En guerre sanitaire, certes : nous ne luttons ni contre une armée ni contre une autre nation. Mais l'ennemi est là, invisible, insaisissable, qui progresse. Et cela requiert notre mobilisation générale. » Le soir du 16 mars, le président Macron annonce le confinement renforcé. Le mot guerre sera prononcé six fois, dans un discours glaçant à la mesure du danger que les Français découvrent.

Des dirigeants qui se muent en chefs de guerre

Ce soir-là, plusieurs décisions contribuaient à rapprocher ce discours de celui d'un chef de guerre. Le confinement, d'abord, qui obligeait toute la population à rester chez elle sauf motif impérieux. Comme le rappelle Emmanuel Macron : « Jamais la France n'avait dû prendre de telles décisions, évidemment exceptionnelles, évidemment temporaires, en temps de paix. » La vie s'est arrêtée. Paris s'est vidé. Je me rappelle avoir traversé à bicyclette les guichets du Louvre désertés pour rejoindre l'hôpital, en me remémorant les images d'un film de guerre.

La mobilisation générale ensuite : « Toute l'action du gouvernement et du parlement doit être désormais tournée vers le combat contre l'épidémie. » L'appel à l'union nationale, aussi : « J'appelle tous les Français à s'inscrire dans cette union nationale qui a permis à notre pays de surmonter tant de crises par le passé. » Mais également le soutien de l'arrière aux combattants : « La nation soutiendra ses enfants qui, personnel soignant en ville à l'hôpital, se trouvent en première ligne dans un combat qui va leur demander énergie, détermination, solidarité. » Une guerre pour des générations qui, pour la plupart, n'en avaient connu aucune sur leur sol.

Le 18 mars, c'est au tour du président américain Donald Trump de se muer en chef de guerre[30], après avoir longtemps nié la gravité de la situation, allant même jusqu'à faire taire le CDC. « Je regarde, et je me vois, dans un sens, comme un président en temps de guerre. Je veux dire que nous nous battons [...]. C'est le moment. Nous devons faire des sacrifices, parce que nous sommes tous dans le même pétrin et que nous nous en sortirons tous ensemble. C'est l'ennemi invisible. C'est ce qu'il y a de plus coriace, l'ennemi invisible. » Une image de guerre que reprendra son successeur à la Maison Blanche, Joe Biden, allant même jusqu'à choisir la date de la déclaration d'indépendance comme symbole de la libération du virus, ce qui a été un échec car ce dernier circulait encore largement.

Les raisons de l'analogie entre guerres et épidémies

La comparaison entre les épidémies et la guerre n'est pas nouvelle. Cette rhétorique a cependant suscité quelques inquiétudes dans des secteurs de la société craignant que cela ne facilite une forme d'autoritarisme et de privation de liberté.

L'histoire des épidémies est très liée aux guerres. Le typhus a fait des ravages lors de la retraite de Russie de la Grande Armée de Napoléon en 1812, dans les tranchées en 1914-1918 et dans les camps de concentration de la Seconde Guerre mondiale. La grippe espagnole s'est répandue dans le monde à l'occasion de la Première Guerre mondiale. Car, comme le rappelle l'OMS[31], les conflits armés entraînent des déplacements d'un grand nombre de personnes, souvent obligées de vivre dans des conditions de promiscuité, de manque d'hygiène et de pauvreté accrue qui augmentent les risques d'épidémies. Les guerres détruisent ou affaiblissent l'infrastructure sanitaire d'un pays et sa capacité à limiter la propagation des maladies infectieuses et à prendre en charge des patients. Ainsi explique-t-on les épidémies de choléra parmi des populations déplacées dans des camps de réfugiés, mais aussi l'épidémie de gonococcie survenue lors de la Seconde Guerre mondiale, quand les jeunes recrues ont voulu profiter de leur permission dans une Europe libérée.

Mais, au-delà de ces analogies ou de cette histoire intriquée, la lutte contre les microbes a souvent été assimilée à une guerre au sens non pas d'une « lutte armée entre les États » comme la définit le *Larousse*, mais au sens, donné par Clausewitz, d'un duel à mort[32] : « Nous n'essaierons pas de donner de la guerre une définition de publicistes. Nous nous fixerons au moyen de son élément, le combat singulier : le duel. La guerre n'est qu'un duel sur une grande échelle. La multitude de duels particuliers dont elle se compose, considérée comme un tout, peut se représenter par deux lutteurs. Chacun de ceux-ci veut, au moyen de la force physique, contraindre son adversaire à accomplir sa volonté. Son but immédiat est de terrasser l'adversaire, et de le rendre par là incapable de continuer la résistance. »

C'est une définition qui correspond assez bien à « la lutte » contre les maladies infectieuses, qui est souvent le terme consacré pour parler des mesures de santé publique et des traitements destinés à mieux contrôler les infections. *L'Homme contre le microbe* est d'ailleurs le titre du traité de microbiologie du lieutenant-colonel Joseph W. Bigger, microbiologiste connu pour avoir expliqué la difficulté à traiter les infections osseuses dues aux blessures de guerre qui obligeaient à amputer des jeunes gens, malgré la découverte de la pénicilline. Les micro-organismes sont ces êtres vivants qui s'attaquent à l'homme en s'introduisant dans son organisme et s'y multiplient. Ils vont le rendre malade, le « terrasser », comme l'écrit Clausewitz. Du moins les micro-organismes que nous appelons « pathogènes », c'est-à-dire capables d'entraîner des maladies. Car il existe beaucoup de micro-organismes avec lesquels nous coexistons « pacifiquement ».

Ils vont aussi « résister » à nos tentatives de les maîtriser en s'adaptant. Le SARS-CoV-2 est ainsi devenu plus transmissible de vague en vague et a aussi acquis la capacité à résister partiellement au vaccin. Les bactéries deviennent résistantes aux antibiotiques. « Un organisme capable de se répliquer un million de fois par jour possède indiscutablement un avantage évolutif, avec toutes les chances et l'effet de surprise de son côté », écrit l'OMS[33], qui conclut : « La réalité, c'est que malgré nos efforts pour ne pas nous laisser distancer par l'évolution et l'adaptation des micro-organismes, nous ne parviendrons pas à gagner la bataille. » Il va falloir non pas vivre en paix, mais qu'un équilibre des puissances s'installe. *C'est ce vers quoi nous tendons aujourd'hui avec la vaccination contre le SARS-CoV-2 : construire un rempart immunitaire suffisamment élevé pour que le coronavirus ne puisse plus faire de victimes en grand nombre, comme il l'a fait au cours des trois premières vagues, avant que la population soit suffisamment protégée par les vaccins.*

L'analogie avec la guerre de Clausewitz ne s'arrête pas là. Le SARS-CoV-2 circule de façon invisible, silencieuse et très rapide. On l'a vu lors de la première vague, où il occupait déjà le territoire français alors même que, quelques jours avant, le ministre de la Santé avait imprudemment déclaré : « Il n'y a plus de patients en France. » *Son évolution est imprévisible et désarçonne aussi bien les scientifiques, incapables de la prévoir, que les politiques, obligés de gouverner dans l'incertitude. « L'incertitude joue un grand rôle à la guerre. Les trois quarts des choses sur lesquelles on s'y fonde pour agir sont plongées dans le brouillard plus ou moins épais de l'incertitude*[34] *», selon Clausewitz.* Un directeur de la santé américain, contraint à la démission après la crise sanitaire de la grippe porcine en 1976 (épisode peu connu en France), a parlé du « brouillard des épidémies » – semblable au « brouillard de la guerre » décrit par Clausewitz.

Brouillard, aveuglement, mais aussi course de vitesse, comme le rappelle cet extrait de Marc Bloch tiré de *L'Étrange Défaite* : « Aussi bien, avons-nous jamais, durant toute la campagne, su où était l'ennemi ? Que nos chefs aient toujours imparfaitement connu ses véritables intentions et, pis encore peut-être, ses possibilités matérielles, la mauvaise organisation de nos services de renseignement suffit à l'expliquer. Mais l'ignorance où, sur le moment même, nous avons perpétuellement été de ses mouvements, eut pour cause, avant tout, un constant décalage dans l'appréciation des distances. Notre propre marche était trop lente, notre esprit, également, trop dépourvu de promptitude, pour nous permettre d'accepter que l'adversaire pût aller si vite[35]. » *La lutte contre le coronavirus a été une course de vitesse permanente.* Pendant toute l'année 2020, les autorités sanitaires françaises ont toujours donné l'impression d'avoir un temps de retard, de ne pas arriver à reprendre l'initiative par rapport au virus : retard sur la mise en place du confinement en mars, puis de la stratégie de tester-tracer-isoler en avril-mai, puis de l'obligation de port du masque en juillet.

En 2021, une course de vitesse s'est aussi engagée entre des variants de plus en plus rapidement transmissibles, ou échappant partiellement aux vaccins, et la campagne de vaccination que les dirigeants ont cherché en permanence à accélérer, pour freiner la progression du virus. « Nous avons, pour faire face à cette nouvelle donne, un atout maître, qui change tout par rapport aux vagues précédentes : le vaccin [...]. L'équation est simple : plus nous vaccinerons, moins nous laisserons d'espace au virus pour se diffuser, plus nous éviterons les hospitalisations. Et plus nous éviterons d'autres mutations du virus peut-être plus dangereuses encore. C'est donc une nouvelle course de vitesse qui est engagée », a déclaré Emmanuel Macron, le 12 juillet 2021. Les Israéliens, qui se sont illustrés pendant le premier semestre 2021 par la rapidité de la vaccination de leur population, ont déclenché une campagne de rappel « éclair » avec succès en juillet 2021, afin de contenir la vague Delta estivale. Mais leur réactivité n'a pas suffi à empêcher la vague Delta de septembre 2021 et la vague Omicron de janvier 2022, qu'ont connues aussi tous les pays européens et les États-Unis. Cependant, grâce à la protection conférée par la vaccination contre les formes sévères, ces vagues n'ont pas obligé ces pays à reconfiner. « Nous avons gagné du terrain sur le virus, vague après vague », comme je l'ai déclaré fin 2021 sur un plateau, reprenant là aussi une métaphore guerrière.

Il faut se préparer aux pandémies comme on se prépare à la guerre

Nous n'étions pas prêts à engager cette guerre, comme d'ailleurs la plupart des pays occidentaux qui n'avaient pas été aiguillonnés par le SRAS de 2003. Pire encore, la France, qui s'était « armée » entre 2005 et 2007[36], à la suite du SRAS et après le traumatisme de la canicule, et avait constitué des stocks de masques et de Tamiflu® et une équipe de réservistes, s'était progressivement « désarmée », à la suite de la pandémie H1N1. Pendant la première année de la crise, nous n'avions ni équipement ni armée de réserve. Tout au plus nous restait-il un Plan de préparation à la pandémie grippale… lequel s'est avéré, comme tous les plans de réponse, insuffisant pour riposter efficacement et même contre-productif car il se trompait d'ennemi. Comme le disait élégamment à la BBC, le 27 décembre 2021, un médecin responsable de Public Health Scotland, reprenant une citation de Eisenhower sur la préparation à la guerre[37] : « *Plan is worthless but planning is everything* », « le plan est inutile mais la préparation est tout ». Et ce dernier avait ajouté en 1957 :

« La première chose à faire est de prendre tous les plans de l'armoire et de les jeter par la fenêtre et de repartir à zéro », une leçon qu'on aurait dû appliquer en 2020 pour le coronavirus.

La préparation aux guerres a d'ailleurs été utile pour améliorer notre défense contre les pandémies. C'est pour faire face à la menace de bioterrorisme pendant la guerre de Corée, en 1952, qu'Alexander Langmuir avait créé aux États-Unis l'Epidemic Intelligence Service au sein du National Communicable Disease Center, agence fédérale chargée de la lutte contre les maladies infectieuses, ancêtre des Centers for Disease Control. L'objectif était de créer une « armée d'épidémiologistes de terrain entraînés et expérimentés[38] », capables d'intervenir pour protéger les civils en cas d'attaque biologique. Car sinon, disait-il, « on mettrait plusieurs semaines à identifier l'agent infectieux, les laboratoires seraient incapables de faire le diagnostic, l'isolement des patients et les mesures de quarantaine seraient non respectés, les hôpitaux seraient débordés, et les traitements inadaptés pendant de nombreuses semaines ». En 2020, il ne restait plus grand-chose de l'esprit du « Père fondateur » du CDC qui avait fait de cette agence un modèle pour tous les autres pays, y compris la Chine.

L'expérience de l'armée, entraînée à déployer rapidement des hôpitaux « de campagne » et des équipes en cas d'afflux de victimes, a servi pendant cette pandémie. La Chine a construit en février 2020 deux hôpitaux à Wuhan, pour isoler et traiter les patients. En France, le dispositif a été utilisé à Mulhouse pendant la première vague et aux Antilles en août 2021. En janvier 2022, le Royaume-Uni a construit des extensions mobiles de ses hôpitaux et fait aussi appel à l'armée face à la vague Omicron, pour ne pas avoir à reconfiner le pays. Enfin, aux États-Unis, l'opération Warp Speed a utilisé l'expertise du département de la Défense en matière d'opérations logistiques complexes et de sécurité des chaînes de fabrication et de distribution.

En 2009, j'écrivais dans l'introduction de mon livre *Gouverner l'imprévisible* : « Les crises sanitaires partagent avec les guerres et les catastrophes naturelles la capacité de bouleverser la société et de faire des victimes parfois en grand nombre. Les États se préparent aux guerres et aux catastrophes naturelles de façon professionnelle. Ils doivent aujourd'hui se préparer de la même façon aux crises sanitaires. Il faut changer d'échelle et considérer cette préparation comme aussi prioritaire que la préparation au terrorisme[39]. » Bill Gates n'écrit pas autre chose en 2015, après l'épidémie d'Ebola en Afrique : « Il est très instructif de comparer notre préparation aux épidémies à celle d'une autre menace mondiale : la guerre[40]. » Plus de sept ans ont passé, mais les propos sont similaires. Et « l'argent est le nerf de la guerre »; à titre d'exemple, les États-Unis dépensent chaque année 20 milliards de dollars pour leur défense antimissile et 170 milliards pour la prévention du terrorisme[41].

Espérons que cette expérience traumatisante sera pour nous le moteur du changement comme l'a été pour les pays d'Asie du Sud-Est le SRAS de 2003. Car, comme nous l'a aussi rappelé l'OMS en 2007, « nous ne parviendrons pas à gagner la bataille contre les micro-organismes ». Il nous faut vivre avec eux. *Si vis pacem, para bellum*, « Si tu veux la paix, prépare la guerre ».

VII. LES SOCIÉTÉS FACE À LA CRISE

Confinement, obligation de port du masque dans les lieux publics, pass sanitaire… vivons-nous dans une dictature sanitaire, ou bien les dirigeants n'avaient-ils pas le choix ?

Le risque sanitaire et le coût social et économique ont été très inégalement répartis entre les générations. Les jeunes ont-ils été les coupables, car vecteurs irresponsables du virus, ou les victimes sacrifiées pour protéger les plus anciens ?

Au nom de la santé, les autorités ont pris des mesures d'interdiction de visite dans les Ehpad, de restriction de liberté ou de fermeture de lieux scolaires, commerciaux, sportifs ou artistiques qui ont eu un impact psychologique et social considérable. Ces mesures auraient-elles pu être plus équilibrées ?

Lors de la grippe de 1918, plusieurs villes ont rendu obligatoire le port du masque, fermé les écoles et interdit les rassemblements, mais la société ne s'est pas arrêtée. La grippe de Hong Kong de 1969 a fait 40 000 décès en France tout en passant inaperçue du grand public. Ne sur-réagirait-on pas face aux risques et aux décès ?

20. Vivons-nous dans une dictature sanitaire ?

L'obligation n'est pas nouvelle en santé publique. Notre vie quotidienne est remplie de mesures rendues obligatoires pour mieux protéger la population, comme le port de la ceinture de sécurité et la limitation de vitesse ou de l'alcoolémie au volant, ou encore l'interdiction de fumer dans les lieux publics.

Mais jamais les dirigeants n'avaient été amenés à prendre en temps de paix autant de mesures restreignant les libertés individuelles sur une période aussi courte. Et même en temps de guerre, un confinement aussi prolongé n'avait jamais été imposé à la population, comme le rappellent les parlementaires britanniques[1].

Face à ces obligations, des voix se sont élevées. On a parlé de dictature sanitaire. Ce terme a aussi été utilisé pour contester la légitimité des médecins qui, à chaque nouvelle vague épidémique, venaient expliquer à la télévision qu'il fallait prendre des mesures plus importantes pour freiner le virus avant qu'il ne soit trop tard, voire reconfiner la population pour que les hôpitaux ne soient pas débordés. Le débat a été particulièrement vif en février-mars 2021 au moment de la deuxième vague due au variant Alpha. Le président Macron s'est même érigé en protecteur des Français contre cette supposée « dictature médicale ». Au Royaume-Uni, le Conseil scientifique SAGE a aussi été accusé par la presse d'exercer un pouvoir parallèle non démocratique.

Examinons ces deux aspects : l'utilisation de l'obligation pour imposer des mesures sanitaires pendant la crise était-elle justifiée et les médecins ont-ils outrepassé leur rôle ?

L'utilisation de l'obligation pendant la crise et son impact

Le confinement de mars 2020 a été la première mesure imposée à la population. Mais cette mesure, pourtant l'une des plus liberticides que le pays ait connues depuis longtemps, est apparue si inévitable, en raison de la gravité de la situation sanitaire, qu'elle a été bien acceptée par la population et n'a suscité aucune opposition.

C'est sur le port du masque que le débat sur l'obligation a pris corps, en avril 2020, pendant le premier confinement. Dès le 2 avril 2020, l'Académie nationale de médecine (ANM) avait recommandé que le port du masque soit rendu obligatoire dans l'espace public, en prônant l'utilisation de masques artisanaux en raison de la pénurie de masques chirurgicaux[2]. Cette mesure avait participé au contrôle de l'épidémie en Chine, en Corée du Sud, à Taïwan et à Singapour. Une raison essentielle de cette recommandation était l'existence de personnes asymptomatiques excrétant le virus et entretenant la transmission. Comme il était impossible d'identifier les porteurs de virus, tout le monde devait porter un masque en public. Je me rappelle avoir beaucoup défendu cette mesure au nom de l'Académie en avril et en mai, au moment du déconfinement, car son utilité attendue était d'autant plus grande que les gens allaient de nouveau sortir et multiplier leurs contacts.

Mais pourquoi « obligatoire » ? me demandait-on[3]. Pour plusieurs raisons.

La première est que la mesure a d'autant plus de chances d'être efficace qu'elle est appliquée par tous, car le masque permet de se protéger soi-même, mais aussi de protéger les autres. « Un pour tous, tous pour un », a écrit l'ANM dans un nouveau communiqué le 22 avril intitulé « Aux masques, citoyens », pour marquer qu'il s'agissait bien d'une responsabilité collective. Or l'obligation permet d'augmenter l'adhésion de la population, comme cela venait d'être redémontré en 2018, lorsque onze vaccins avaient été rendus obligatoires chez les enfants : cela avait permis d'augmenter la couverture vaccinale infantile qui jusque-là stagnait à des niveaux insuffisants pour éviter des flambées de rougeole, entre autres[4].

La deuxième raison est que le discours chaotique sur l'efficacité des masques avait dérouté le public. L'obligation était un message fort et clair de la part des pouvoirs publics : le masque est utile et il faut le porter.

Enfin la mesure paraissait acceptable par la population, qui venait de montrer avec le confinement qu'elle pouvait se plier à des contraintes capables de la protéger.

Le port du masque a été recommandé par le Conseil scientifique[5] et par le gouvernement au moment du déconfinement, mais son obligation a été limitée aux transports en commun. Il a fallu attendre le redémarrage de l'épidémie, début juillet 2020, pour que l'inquiétude gagne le sommet de l'État. Les clusters se sont multipliés et la trace du virus a été rapidement perdue, faute de tests et de moyens pour casser les chaînes de contamination. Malgré cela, le gouvernement est resté timoré sur les masques, dont la pénurie avait déclenché une polémique très médiatisée. Il a préféré pointer du doigt le relâchement de la population. Finalement, après une tribune publiée le 11 juillet 2020 dans *Le Parisien* réclamant le port du masque obligatoire dans tous les lieux publics clos[6] que nous avions signée et défendue dans la presse avec plusieurs médecins, l'obligation du port du masque a été annoncée par le président de la République dans son discours du 14 juillet et mise en application le 20 juillet.

L'efficacité du port du masque par la population a été largement démontrée pendant cette crise et cette mesure a été ultérieurement recommandée par tous les pays (cf. chapitre 11). Cette crise a aussi permis de redémontrer que l'obligation pouvait avoir un impact très important. Alors que seule la moitié des Français portait systématiquement un masque en public début juillet 2020, une semaine après l'annonce de l'obligation, ce taux avait déjà atteint 60 %. Il a ensuite progressé de façon continue, pour atteindre 85 % début novembre 2020[7].

Si des anti-masques se sont fait entendre en mai, le mouvement n'a jamais vraiment pris d'ampleur et l'acceptabilité de la mesure s'est avérée très bonne. Il y avait eu aussi des ligues anti-masques pendant la pandémie de 1918, mais elles n'eurent pas non plus beaucoup d'audience[8].

La majorité des pays ont progressivement adopté cette mesure pour faire face aux différentes vagues de la pandémie, y compris les plus réticents. Le 30 novembre 2021, face à la vague Omicron, Boris Johnson s'est ainsi résolu à rendre de nouveau le port du masque obligatoire dans les lieux publics clos, puis les écoles en janvier 2022 au Royaume-Uni. Et quand l'obligation a pris fin en mars 2022 dans les lieux clos et en mai 2022 dans les transports en France, la force de cette mesure a pu se vérifier, car peu de personnes ont continué à porter un masque, malgré les recommandations s'adressant aux personnes fragiles. Et pourtant « les masques protègent contre tous les variants », y compris très transmissibles ou résistants aux vaccins comme je l'ai répété à cette époque pour inciter les personnes vulnérables à continuer à le porter pendant la recrudescence des contaminations liée aux variants Omicron BA.2 puis BA.5. Mais l'enjeu n'était plus le même qu'en 2020, car 80 % des personnes étaient vaccinées et cela changeait la donne.

La troisième mesure obligatoire emblématique de cette crise a été le pass sanitaire. Initialement limité aux concerts et lieux culturels de plus de 1 000 personnes et aux discothèques, il a été étendu le 21 juillet 2021 aux lieux culturels de loisirs de plus de 50 personnes, puis, début août, aux cafés, restaurants, centres commerciaux, établissements médicaux et transports de longue distance. Appliqué d'abord aux adultes, puis, le 30 août 2021, aux 12-17 ans, il a rapidement fait partie du quotidien des Français.

À la différence du masque, son acceptabilité sociale n'allait pas de soi. La mesure a été décidée par le Président devant une double inquiétude : le ralentissement de la vaccination en juin 2021 et l'arrivée du variant Delta en France en juillet 2021, qui a provoqué une quatrième vague fin juillet-août 2021. Comme pour le port du masque, l'effet sur la vaccination a été très important, avec une augmentation spectaculaire des prises de rendez-vous qui a permis à la France de rattraper son retard et même de dépasser la couverture vaccinale de beaucoup de pays. Alors que fin juin, seuls 33 % des Français avaient reçu deux doses de vaccin, ce chiffre atteignait 66 % le 31 août, dépassant le Royaume-Uni, resté à 64 %. En Europe, seuls le Portugal et l'Espagne faisaient mieux, avec 75 % et 71 % de leur population vaccinée. Certes, on pourrait objecter que 80 % des Français avaient de toute façon l'intention de se faire vacciner en juin, avant l'instauration du pass sanitaire (contre 40 % en décembre 2020). Mais cette vaccination « quasi obligatoire[9] » a eu un effet d'accélération majeur, qui s'est avéré essentiel pour faire face à la vague Delta en automne puis à celle d'Omicron en décembre 2021-janvier 2022. Fin décembre 2021, environ 80 % des Français avaient reçu leurs deux doses de vaccin, et plus de 80 % étaient favorables à une dose de rappel[10], des chiffres inimaginables un an plus tôt.

Pendant plusieurs semaines de l'été 2021, des manifestations ont eu lieu le samedi, rassemblant une population très hétérogène d'opposants à la vaccination. Elles ont fait craindre un effet contagion du type « Gilets jaunes ». Mais la contestation s'est éteinte, donnant raison au gouvernement qui avait su apprécier l'acceptabilité sociale d'une mesure très innovante.

En novembre et décembre 2021, avec la cinquième vague Delta et l'arrivée d'Omicron, le pass sanitaire a été adopté par la plupart des pays européens, y compris le Royaume-Uni, où la réticence initiale des parlementaires était pourtant importante.

Dans ces deux cas de figure, le port du masque et le pass sanitaire, l'État a tiré la légitimité de son intervention du fait que le comportement de chacun avait un impact sur la santé des autres et que l'autorégulation ne suffisait pas à protéger les Français.

La mesure est en effet d'autant plus efficace qu'elle est appliquée par le plus grand nombre, car elle protège dans les deux sens : les personnes qui ne l'appliquent pas se mettent en danger, et elles mettent aussi en danger les autres en participant à la propagation du virus et à l'engorgement des services de réanimation. Une étude du Conseil d'analyse économique[11] reprise dans le journal *Nature*[12] a évalué *a posteriori* que le pass sanitaire avait permis d'éviter 4 000 décès entre août et décembre 2021, de réduire les pertes du PIB de 6 milliards d'euros, et de ne pas dépasser le seuil d'occupation des réanimations, qui aurait obligé à confiner le pays. Vacciner le plus grand nombre permet de protéger l'ensemble des Français et d'éviter les confinements et leurs conséquences sociales et économiques – ce n'est donc pas seulement du ressort de la responsabilité individuelle, mais aussi de celle de l'État. Et malgré le fait que le pass a restreint la liberté d'un petit nombre de réfractaires non vaccinés, il a certainement contribué à préserver celle de la majorité, en lui évitant de bien plus grandes privations dues à un confinement.

Une mesure peut être efficace sur le plan sanitaire, mais son obligation peut s'avérer inacceptable socialement, entraînant rejet et désordre qui diminuent voire annulent l'effet sanitaire. Un exemple a été l'obligation vaccinale des soignants qui a été appliquée en métropole le 15 septembre 2021, mais qui a dû être reculée jusqu'au 31 décembre aux Antilles en raison des désordres sociaux engendrés. C'est toute la difficulté du choix politique que d'apprécier si, et à quel moment, l'obligation sera efficace. De l'art de gouverner.

Les médecins ont-ils outrepassé leur rôle et mérité la vindicte populaire ?

Lors de la première vague en mars 2020, les médecins étaient traités comme des héros. Ils avaient été les premiers à avoir donné l'alerte sur la gravité de l'épidémie. Ils se battaient au front pour sauver la population avec des équipements insuffisants pour se protéger, au péril de leur vie. Un de mes collègues a répondu à la journaliste admirative de France 5 qui l'interrogeait : « C'est normal, nous sommes des soldats. » À 20 heures, la population sortait sur les balcons pour applaudir les soignants et leur donner du courage. Des anonymes ou des entreprises faisaient des dons à l'hôpital, ou livraient des plateaux-repas pour soutenir les équipes médicales.

Mais les vagues se sont succédé. Les citoyens ont souffert. Pas seulement quand ils tombaient malades, mais parce que certains perdaient leur emploi, d'autres leur outil de travail. Parce que l'isolement est dur à supporter et que la détresse psychologique a explosé.

Et quand, fin janvier 2021, après un an de crise, face à l'augmentation des cas d'infections due à l'arrivée du variant anglais Alpha en France, certains médecins ont demandé un confinement « préventif » destiné à éviter une troisième vague et à protéger les hôpitaux, ils n'ont plus été accueillis en héros. Le vent avait tourné. Des voix se sont élevées pour parler de « dictature sanitaire ». Mais ce n'étaient pas les gouvernants qui étaient visés, comme ils l'avaient craint en 2020, alors qu'ils avaient tardé à imposer le confinement ou hésité à rendre obligatoire le port de masque. C'étaient les médecins, le pouvoir de ces médecins qui s'arrogeaient le droit de confiner un pays et de priver sa population de liberté. Le Président s'est d'ailleurs servi de cette hostilité pour apparaître comme le défenseur de la liberté des Français contre des médecins « trop alarmistes » et dictatoriaux.

Au Royaume-Uni, les mêmes réactions hostiles se sont exercées vis-à-vis du comité SAGE qui conseillait le gouvernement, et particulièrement de Neil Ferguson, le modélisateur de l'Imperial College de Londres, surnommé « Monsieur Confinement » pour ses prévisions début 2020 sur le nombre de morts attendus en l'absence de mesures, qui avait fait changer d'avis Boris Johnson. Son influence a fait l'objet de critiques aussi bien de la part de politiques que d'autres scientifiques. À tel point que son collègue de l'autre prestigieuse école d'épidémiologie londonienne, la London School of Hygiene and Tropical Medicine, a dû voler à son secours en affirmant en mai 2020 : « Il y a une perception erronée selon laquelle l'Imperial dirige le pays, ce n'est pas le cas[13]. » Les critiques contre le comité SAGE se sont de nouveau fait entendre juste avant Noël 2021 avec la vague Omicron, car ce comité avait appelé à des mesures de restrictions de l'activité en plus des masques obligatoires, du rappel vaccinal et du pass sanitaire en vigueur avec le « plan B », afin que les services hospitaliers ne soient pas débordés[14]. Le gouvernement avait cependant décidé de ne pas suivre l'avis du SAGE et de ne pas gâcher les fêtes de fin d'année. L'amélioration de la situation mi-janvier lui a finalement donné raison. Le SAGE a été accusé de se fonder en permanence sur le scénario du pire, ce qu'il a réfuté dans le *Times*[15]. Les députés de l'opposition ont demandé que l'on arrête d'écouter ce que le journal *Telegraph* a appelé le Medical Socialist State[16].

En Italie et en Allemagne, des réactions très hostiles et même des menaces ont aussi été rapportées contre des médecins, auparavant traités en sauveurs lors du premier confinement, parce qu'ils avaient proposé de prolonger ou d'avancer un confinement en 2021.

Ces réactions montrent la nécessité de bien délimiter le rôle de chacun dans le processus de décision. Les médecins sont là pour donner aux décideurs et aux citoyens l'éclairage scientifique. C'est aussi leur rôle d'envisager les différents scénarios et notamment les scénarios raisonnablement pessimistes, en expliquant bien les points d'incertitude. Ce que l'on sait et ce que l'on ne sait pas. En revanche, ce n'est pas à eux, mais au politique de faire la synthèse entre les différents enjeux socio-économiques et sanitaires, et d'arbitrer[17]. C'est la position que je me suis efforcée de tenir depuis le début de la crise, lorsque j'ai été interrogée sur des décisions que je considérais être de la responsabilité d'un politique, comme la date du confinement ou du déconfinement. *L'expert ne doit pas vouloir prendre la place du politique et le politique ne doit pas s'abriter derrière l'expertise. Les scientifiques éclairent et le gouvernement est responsable de la décision.*

Le problème n'est pas seulement celui des médecins, mais celui de tous scientifiques amenés à conseiller des ministres, comme le rappelle l'un d'entre eux, attribuant cette phrase à Churchill : « Les scientifiques doivent être présents, mais pas décideurs, pour respecter le modèle démocratique », autrement dit, les scientifiques doivent être écoutés, mais ils ne doivent pas gouverner dans un pays démocratique. Et s'ils veulent gouverner, alors ils n'ont qu'à faire de la politique et se faire élire[18].

21. A-t-on sacrifié les jeunes pour les vieux ?

La pandémie de SARS-CoV-2 a touché de façon très inégale les générations. L'âge est d'emblée apparu comme le principal facteur de risque de formes sévères et de décès, bien au-delà de tous les autres facteurs comme l'obésité, la grossesse, le diabète, l'hypertension artérielle et autres comorbidités. Les premiers travaux scientifiques issus de Chine et confirmés dans tous les autres pays ont montré que le risque de décès était faible en dessous de 40-50 ans. Au-dessus de 50 ans, il augmentait rapidement et était plus de dix fois supérieur chez les plus de 80 ans par rapport aux moins de 50 ans[19]. De fait, en décembre 2020, en France, après les deux premières vagues et avant la vaccination, 87 % des personnes décédées avaient plus de 70 ans, alors que seuls seize décès (0,1 %) étaient répertoriés chez les moins de 30 ans[20]. Autre élément important, même si les femmes enceintes faisaient des infections plus sévères, le virus ne se transmettait pas à l'enfant pendant la grossesse.

Les mesures prises pour ralentir la circulation du virus ont, en revanche, beaucoup touché les plus jeunes et la tranche des adultes actifs entre 20 et 40 ans. La fermeture des établissements scolaires a été très préjudiciable pour l'apprentissage des enfants et a aggravé les inégalités sociales. La santé mentale de la population a été très affectée, comme l'a montré l'augmentation substantielle de troubles anxieux et dépressifs. Les 18-24 ans ont été les plus touchés[21]. En décembre 2021, l'anxiété était presque quatre fois plus fréquemment présente chez les 18-24 ans que chez les plus de 64 ans (43 % contre 13 %). Les trois quarts d'entre eux souffraient de troubles du sommeil.

Les conséquences économiques et sociales des confinements ont été majeures sur la population active. Dans le monde, en 2020, une personne active sur trois déclarait avoir perdu son travail en raison de la pandémie[22]. Si l'aide de l'État a pu en partie limiter cette perte à 10 % de la population active dans les pays à revenus élevés[23], la dette qui en résulte pèsera majoritairement sur les jeunes générations. Le sort des jeunes au temps du Covid est donc loin d'être enviable. « J'en pleurerais », déclare même le philosophe André Comte-Sponville en septembre 2021[24].

Les jeunes sont des vecteurs du virus en raison de leurs interactions sociales

En été 2020, après la levée du confinement imposé par la première vague, la circulation du virus est repartie à la hausse, à la faveur de l'ouverture de la société et de la reprise des interactions sociales – sauf dans les pays qui avaient réussi à éliminer le virus sur leur territoire (cf. chapitre 15). La circulation s'est accélérée à la rentrée de septembre sous un double effet : le retour au travail et à l'école, et la baisse de température qui a poussé les gens à se rassembler dans des lieux clos mal aérés. Deux conditions très propices à la propagation rapide du virus. Le même phénomène s'est produit à la rentrée 2021.

Chaque fois, l'incidence a d'abord augmenté chez les 15-44 ans, et particulièrement chez les 20-30 ans. En septembre 2020, la circulation du virus était quatre fois plus élevée chez eux que dans les autres classes d'âge, en raison de leur plus grand nombre de contacts quotidiens et de leur fréquentation de lieux où le port de masque est impossible, comme les cafés ou les discothèques. Des experts s'étaient même risqués à expliquer que le virus était moins sévère alors qu'en réalité il ne circulait pas encore chez les sujets fragiles. Quelques semaines plus tard, l'augmentation des contaminations a touché toutes les tranches d'âge et, dès qu'elle a atteint les plus de 50 ans, elle s'est traduite par une augmentation des hospitalisations et des formes sévères.

Les jeunes adultes ont donc contribué à la transmission communautaire du virus. L'infection étant chez eux assez souvent asymptomatique ou peu symptomatique, elle a pu passer inaperçue et ils ont pu devenir sans le savoir des vecteurs de propagation et de transmission de l'infection à une population âgée plus fragile notamment dans leur famille (parents, grands-parents). Face à ce constat, partagé par beaucoup de pays, on a entendu deux sortes de discours assez clivants faisant peser la pression soit sur les vieux, soit sur les jeunes : confiner les sujets âgés ou culpabiliser les jeunes.

Que penser de ces deux discours et peut-on vraiment parler de clivage générationnel ?

La solution aurait-elle pu être de confiner uniquement les sujets âgés ou à risque avant la vaccination ?

Dès le 12 mars 2020, le président Macron avait demandé « à toutes les personnes âgées de plus de 70 ans, à celles et ceux qui souffrent de maladies chroniques ou de troubles respiratoires, aux personnes en situation de handicap, de rester autant que possible à leur domicile[25] ».

Le confinement des sujets âgés a été de nouveau proposé en avril 2020 par le président du Conseil scientifique, le Pr Jean-François Delfraissy. Le 13 avril, il a émis l'idée que les personnes les plus vulnérables devraient rester chez elles après la fin du confinement le 11 mai, déclenchant une réaction immédiate de l'Académie de médecine, s'opposant fermement à cette obligation qu'elle a jugée stigmatisante et susceptible d'aggraver les tensions intergénérationnelles[26]. Soucieux d'apaiser le débat, Emmanuel Macron a vite rectifié le tir et précisé qu'il « ne souhaite pas de discrimination[27] ».

En juillet 2020, alors que l'épidémie repartait à la hausse, ce concept a refait surface en France avec un épidémiologiste qui s'appuyait sur une modélisation qu'il avait publiée dans un grand journal. On peut éviter, disait-il, un deuxième confinement si on associe des mesures barrières comme le port du masque et la distanciation physique avec le confinement des personnes fragiles à condition que cette mesure soit bien respectée et maintenue sur une longue période allant jusqu'à la fin de l'épidémie, estimée selon lui à trente-huit semaines[28]. En novembre 2020, après un deuxième confinement et alors que le vaccin n'était pas encore disponible, plusieurs scientifiques internationaux de renom ont aussi défendu cette théorie dans un texte appelé la déclaration de Great Barrington, du nom du lieu de la signature, appelant à laisser vivre normalement ceux qui avaient peu de chances de mourir du Covid tout en « protégeant mieux les personnes vulnérables » grâce à un confinement strict, et cela le temps que l'on puisse atteindre une immunité collective en laissant circuler le virus.

Cette stratégie n'a finalement jamais été employée, car elle est apparue comme un pari très risqué, à la fois sur le plan scientifique et politique[29] pour plusieurs raisons.

La première est qu'elle supposait que l'on puisse atteindre, en quelques mois d'après les auteurs, une immunité collective sans vaccin, qui permettrait de stopper l'épidémie et de « libérer » les personnes fragiles[30]. Malheureusement, l'année 2021 a montré que cet objectif était inatteignable à moyen, voire à long terme[31], même avec un vaccin, en raison du déclin de l'immunité avec le temps, et de l'émergence de variants capables d'échapper en partie à la protection vaccinale ou naturelle.

La deuxième raison est d'ordre pratique. Il est extrêmement difficile, voire impossible d'établir une frontière imperméable entre les personnes à risque et le reste de la population, car ces personnes âgées sont le plus souvent aidées ou soignées par des personnes plus jeunes. C'est ce qu'a suggéré une étude française qui a retracé le passage du virus durant l'été 2020 des jeunes adultes à la population de 80 ans en quatre semaines, malgré des contacts extrêmement réduits[32]. Avec des variants de plus en plus contagieux, stopper la transmission entre les générations s'est avérée encore plus irréaliste.

La troisième raison est liée au fait que laisser circuler un virus sans que la population soit protégée par un vaccin contre les formes graves expose forcément des personnes, même non à risque, à des complications ou même à des décès.

Enfin, les politiques ont vite compris que cette stratégie, outre son efficacité plus qu'incertaine, était difficilement acceptable socialement, pour les personnes âgées, mais aussi pour leurs familles et leurs proches. L'interdiction de visite dans les Ehpad et dans les hôpitaux, prise lors de la première vague en mars 2020, avait été très mal vécue par les familles.

La protection des vaccins contre les formes sévères a cependant totalement modifié les termes du débat en permettant de protéger la population contre les hospitalisations et les décès, y compris avec le variant Omicron, constituant ainsi un bien meilleur bouclier pour les personnes âgées que leur pseudo-isolement. En mars et en juin 2022, lors de la sixième et de la septième vagues, dues à Omicron BA.2 puis BA.5, alors que 80 % de la population étaient vaccinés et 80 % des plus de 65 ans avaient reçu une dose de rappel en France, imposer le port du masque à la population jeune qui venait de recommencer à vivre normalement après deux ans de crise est devenu impensable. L'Académie nationale de médecine, opposée en 2020 à toute discrimination envers les plus anciens, a alors acté la possibilité d'un changement radical de stratégie en recommandant aux personnes âgées de continuer à se protéger, pour ne pas de nouveau faire peser le poids de la pandémie sur les jeunes[33].

Les jeunes ne sont pas irresponsables

« Arrêtons de culpabiliser les jeunes. » C'est ce que j'ai déclaré à *L'Obs* début septembre 2020[34], alors que les autorités commençaient à expliquer que la reprise de l'épidémie était liée aux comportements des jeunes générations pendant l'été. Les jeunes ne sont pas irresponsables, comme on a voulu nous le faire croire pendant l'été 2020 quand ils sont enfin sortis de ce confinement encore plus dur pour eux que pour le reste de la population. J'ai alors ressorti l'enquête de Santé publique France sur le port du masque au mois d'août : elle montrait que si les jeunes respectaient moins souvent les mesures d'hygiène et la distance d'un mètre, ils adoptaient le port du masque autant que le reste de la population. Une autre étude faite à Singapour[35] avait aussi montré que, contrairement à une idée reçue, les jeunes étaient les plus enclins à adopter le port du masque.

Ayant dirigé pendant plusieurs années le Centre de dépistage du VIH et des infections sexuellement transmissibles à l'hôpital Bichat, j'avais été impressionnée par tous ces jeunes couples qui venaient ensemble se faire dépister avant de décider de ne plus mettre de préservatifs pour leurs futures relations sexuelles. Je savais simplement qu'il fallait leur donner des moyens de prévention adaptés à leur mode de vie. On ne demande pas à un jeune de ne plus avoir de relations sexuelles. Mais on lui recommande l'usage des préservatifs et des tests pour ne pas prendre de risque et ne pas en faire prendre à sa ou son partenaire.

Demander à un jeune adulte de ne pas sortir et rencontrer ses amis après deux mois de confinement était impossible. Mais lui demander de porter un masque ou de faire un test quand il allait chez ses parents ou ses grands-parents et qu'il avait pris des risques était faisable et compatible avec son mode de vie. Et ils l'ont fait pour la grande majorité d'entre eux, parfois plus que leurs aînés. Les jeunes générations se sont fait tester au moment des fêtes de Noël 2020 pour éviter de contaminer leur famille, ce qui explique la quasi-absence de rebond constatée après les fêtes. Et quand la vaccination a été accessible, les adolescents et les jeunes adultes se sont massivement fait vacciner, et pas seulement pour avoir un pass sanitaire. Plusieurs enquêtes ont en effet montré que la grande majorité d'entre eux étaient favorables à la vaccination avant même de pouvoir y avoir accès[36]. En France, fin septembre 2021, la couverture vaccinale des 18-30 ans avait rattrapé celle des 50-69 ans qui avait démarré plusieurs mois plus tôt, et elle avait même dépassé celle des plus de 80 ans[37]. Comme l'a montré une enquête en Espagne, derrière chaque jeune, il y a des parents. Et ceux qui habitent chez leurs parents expliquent que se protéger, c'est aussi protéger leur famille.

Les jeunes ne sont pas irresponsables, mais, au contraire, souvent vecteurs de la prévention et des changements de comportement. Combien de parents fumeurs ont entendu leurs enfants leur dire d'arrêter de fumer ? Combien sont ceux aussi qui ont appris à trier leurs déchets, pour éviter le regard critique de leur progéniture ?

Nous n'avons pas pu éviter aux jeunes générations les épreuves des confinements, le sacrifice de leur vie sociale pendant de longues semaines, les conséquences économiques et psychologiques de cette crise. Soyons-leur au moins reconnaissants de nous avoir aidés à en sortir.

22. Aurait-on dû mieux prendre en compte l'impact économique, social ou psychologique des mesures sanitaires ?

Le jeudi 12 mars 2020, les cas se multipliaient en France. La situation devenait intenable dans les hôpitaux et l'inaction du gouvernement, qui ne semblait toujours pas prendre la mesure de la gravité de la situation, passait de plus en difficilement. Les États-Unis venaient de déconseiller les voyages en Europe, considérant la France comme une destination aussi dangereuse que la Chine. Le président Macron devait parler le soir même, mais personne ne savait encore ce qu'il allait dire. À 18 heures, j'étais sur France Inter pour répondre aux questions des auditeurs du *Téléphone sonne* avec un responsable de maisons de retraite. Il expliquait à l'antenne qu'interdire l'entrée des maisons de retraite aux proches pour éviter que le virus ne pénètre n'était pas éthiquement justifiable et qu'il fallait des mesures « équilibrées ».

J'ai argumenté qu'il était très difficile de prendre des mesures équilibrées quand on était plongé dans le brouillard le plus total. Faute de tests, nous ne savions pas où était le virus, et qui était infecté. Comment juger du risque que nous faisions prendre à des personnes de plus de 70 ans qui commençaient à arriver en nombre dans les hôpitaux en état de détresse respiratoire ? Dans une situation d'incertitude, il valait mieux sur-réagir que sous-réagir, car il est plus facile de rectifier après.

En réalité, le 12 mars, le virus était déjà largement présent dans les Ehpad, qui ont connu une hécatombe malgré l'interdiction des visites. Et ce drame sanitaire s'est doublé d'une grande souffrance chez les proches qui n'ont pas pu accompagner leur parent agonisant.

L'interdiction des visites dans les Ehpad et dans les hôpitaux a été l'une des décisions les plus mal vécues de cette crise. Et l'on peut dire avec le recul qu'elle n'était pas équilibrée et que, en effet, la souffrance psychologique et sociale qu'elle a engendrée a dépassé, et probablement de loin, son bénéfice pour protéger les personnes âgées dans des Ehpad sous-équipés en masques et en tests. Mais pouvait-on le savoir sur le moment ?

Décider dans le brouillard

La situation de crise sanitaire se caractérise par l'absence quasi complète de visibilité au début de la crise, et parfois même tout au long de la crise.

Lors du SRAS à Toronto, ville qui a été particulièrement touchée, ou pendant la crise de la canicule de l'été 2003 en France[38], les autorités étaient dans le brouillard le plus total. Pas d'estimation correcte du nombre de victimes et impossibilité de prévoir l'évolution de la menace, puisque celle-ci n'avait jamais été observée. Dans ces deux cas, le nombre de victimes s'est révélé plus grand qu'anticipé par les autorités les premiers jours de la crise, et les responsables ont été violemment critiqués pour avoir sous-réagi.

En 1976, aux États-Unis, l'apparition d'une grippe porcine (*swine flu*) et d'infections chez des recrues militaires à Fort Dix dans le New Jersey avait déclenché une alerte pandémique. Le virus était proche du H1N1 soupçonné d'être à l'origine de la grippe espagnole de 1918. Un vaccin avait donc été fabriqué dans l'urgence, pour protéger l'ensemble de la population contre cette nouvelle souche H1swN1. Suivant l'avis du Center for Disease Control (CDC) et de la plupart des experts américains, le président Ford avait donné son accord pour une campagne de vaccination de masse. Il avait lui-même reçu l'injection devant les caméras. En moins de deux mois, 45 millions d'Américains ont été vaccinés pour « prendre de vitesse » la pandémie avant la saison hivernale. Mais la campagne fut interrompue en raison de l'apparition de complications neurologiques chez certaines personnes vaccinées. Finalement, la pandémie ne s'est pas produite, sans que le vaccin y soit pour quoi que ce soit. Cet épisode a déclenché une crise politique majeure outre-Atlantique. Les autorités sanitaires ont été accusées d'avoir exagéré le risque et sur-réagi.

Lors de la pandémie H1N1 en 2009, le caractère très inhabituel de syndromes grippaux entraînant des décès chez de jeunes adultes a été à l'origine de la première alerte au Mexique, en avril. Le virus s'étant propagé dans le monde, l'OMS a décrété l'état de pandémie le 11 juin 2009, déclenchant les campagnes de vaccination, dont en France. Finalement, la grippe H1N1 s'est avérée très peu sévère au regard des prévisions alarmistes – 17 483 décès ont été répertoriés dans le monde, dont 312 en France. L'OMS a été critiquée pour avoir déclenché une alerte pandémique. En France, l'achat de 120 millions de doses de vaccin et la campagne de vaccination ont été jugés disproportionnés et trop coûteux.

Tous ces épisodes illustrent la difficulté à prendre des décisions adaptées au niveau du risque en début de crise, alors que la nature du danger et sa gravité ne sont pas encore connues. Richard Krause, responsable du programme de vaccination lors de la *swine flu* en 1976, parlait du « brouillard des épidémies », semblable au « brouillard de la guerre » décrit par Clausewitz : « Le brouillard des épidémies : l'incertitude. Où est le microbe ? Combien, quelle virulence et contagiosité ? Quelle contre-attaque[39] ? »

Agir en situation d'incertitude scientifique est incompatible avec la mesure précise du risque. Face à cette incertitude, trouver la juste réaction relève d'un pari. Et l'histoire des crises sanitaires montre que la sous-réaction initiale est plus risquée pour la population et les responsables, et plus difficile à corriger. *Pour le Pr Dominique Dormont, qui présidait le Comité interministériel sur les encéphalopathies spongiformes bovines, « plus l'incertitude scientifique est grande et plus il faut agir large, quitte à réduire progressivement les précautions au fur et à mesure des connaissances*[40] ». En effet, comme le montrent la crise du coronavirus et son exceptionnelle longueur, le temps et l'expérience vont permettre de réduire l'incertitude scientifique, de mieux apprécier l'impact sanitaire des mesures prises pour contrôler l'épidémie, mais aussi de mieux prendre en compte le coût social et économique de ces mesures.

Le sanctuaire de l'école

Durant cette crise, c'est l'école qui a le plus focalisé le débat sur l'équilibre entre le bénéfice sanitaire et le coût sociétal de déscolarisation des enfants.

En mars 2020, les établissements scolaires ont été fermés. Seuls les enfants des professions essentielles, dont celles de santé, ont pu continuer à les fréquenter, pour permettre à leurs parents d'aller travailler. La fermeture a eu des effets immédiats sur les familles, obligées de rester confinées avec des enfants désœuvrés dans des appartements parfois trop étroits, et sur les enfants eux-mêmes, qui perdaient des mois d'enseignement et de socialisation, malgré les efforts déployés par leurs enseignants, et qui étaient parfois l'objet de violence familiale. Cette « déscolarisation » a pesé de façon différente selon le niveau socio-économique des familles, aggravant les inégalités.

Les premiers mois de la pandémie ont révélé que les enfants faisaient des infections peu symptomatiques. Les formes sévères étaient très rares et touchaient surtout les nourrissons de moins de 1 an. Puis, il est apparu que les enfants de moins de 10 ans étaient moins sensibles à l'infection que les adolescents et les adultes. Et enfin, on a appris que dans les pays où les écoles n'avaient pas fermé, comme en Suède, ou lorsqu'elles avaient rouvert très vite dès le printemps 2020, cela n'avait pas empêché le contrôle de l'épidémie. Les écoles ne jouaient pas le rôle de réservoir ou d'accélérateur de l'épidémie comme dans le cas de la grippe. Plusieurs pays ont donc considéré comme prioritaire la réouverture des écoles à la rentrée de septembre 2020, en prenant un risque sanitaire assumé, mais évalué comme inférieur aux bénéfices attendus pour les enfants.

C'est le cas de la France, où les autorités ont fait ce choix parfois contre l'avis des épidémiologistes, mais avec le soutien des pédiatres, témoins privilégiés des effets négatifs de la déscolarisation sur les enfants. *« Les bénéfices éducatifs et sociaux apportés par l'école sont très supérieurs au risque d'une éventuelle contamination par SARS-CoV-2 de l'enfant au milieu scolaire », a écrit la Société française de pédiatrie en septembre 2020.*

Ce choix s'est révélé gagnant. Les études qui ont suivi ces réouvertures, recommandées par la suite en décembre 2020 par l'ECDC[41], ont toutes conforté l'idée que les écoles pouvaient rester ouvertes à condition d'y appliquer des mesures de contrôle de la circulation du virus comme le port du masque, la distance et l'aération des classes. Les enfants se contaminaient plus à l'extérieur de l'école, notamment au contact des adultes de leur famille, qu'en fréquentant l'école si celle-ci imposait ces mesures de protection.

C'est aux États-Unis que les écoles sont finalement restées le plus longtemps fermées en raison de la politisation de la crise (cf. chapitre 10) qui a, entre autres, retardé le port du masque dans les écoles publiques soumises aux décisions des gouverneurs des États. Des voix se sont élevées à New York pour dire qu'il aurait mieux valu fermer les bars et les restaurants et laisser les écoles ouvertes, comme en Europe.

« Quoi qu'il en coûte ? »

Lorsque le président Macron a décidé de confiner le pays le 16 mars, il n'avait pas d'autre solution. Mais il n'avait qu'une idée assez approximative de l'impact qu'allait avoir cette mesure que beaucoup lui présentaient jusqu'à début mars comme inapplicable et d'une efficacité incertaine. Certes, elle avait été utilisée avec succès en Chine, mais la Chine n'est pas la France, lui disait-on. Il était aussi trop tôt pour avoir des résultats venus d'Italie, qui s'était résolue courageusement à inaugurer cette mesure en Europe, le 9 mars. Les Français allaient-ils respecter la mesure ? Avait-elle été prise trop tard pour avoir un impact sur la circulation du virus ? Emmanuel Macron était dans le brouillard, et ce d'autant qu'il n'avait, à ce moment, aucune idée précise du nombre réel de contaminations en France.

Quant au coût financier des mesures, pas question d'en faire un frein. Ainsi naquit le « quoi qu'il en coûte » du 12 mars : « Le gouvernement mobilisera tous les moyens financiers nécessaires pour porter assistance, pour prendre en charge les malades, pour sauver des vies, quoi qu'il en coûte [...]. Tout sera mis en œuvre pour protéger nos salariés et pour protéger nos entreprises, quoi qu'il en coûte, là aussi. » Avant lui, le président Chirac avait dit, le 25 août 2005, alors que la menace de pandémie grippale H5N1 était prise très au sérieux en Europe : « Aucun obstacle, notamment économique ou financier, ne pourra être opposé à une mesure utile pour protéger la santé des Français. » En mars 2020, il ne s'agit pas de prendre des mesures équilibrées. Il s'agit d'abord de se sortir de là ; après, on verrait bien.

Mais, avec la durée de la crise, plusieurs facteurs ont évolué, incitant les dirigeants à prendre en considération non seulement l'impact sanitaire de la crise, mais aussi son impact socio-économique, autrement dit à prendre des mesures plus équilibrées. Une partie du brouillard s'est dissipée. Certes, l'évolution de l'épidémie était toujours aussi imprévisible, car le virus continuait à muter et la protection immunitaire baissait avec le temps. Mais si elles ne pouvaient toujours pas prévoir les mouvements de l'ennemi, les autorités disposaient d'un tableau de bord précis. Les tests, disponibles en nombre, permettaient de comptabiliser le nombre d'infections. On pouvait aussi surveiller en temps réel le remplissage des réanimations. Autrement dit, la visibilité à court terme existait.

L'impact sanitaire de la crise a aussi diminué de vague en vague. En 2021, le vaccin a permis d'atténuer la force de frappe du virus, en prévenant une majeure partie des formes sévères et des décès. Les masques étaient disponibles en grand nombre et portés par les Français. Les dirigeants avaient appris à être réactifs face au virus et se gardaient la possibilité d'actionner des mesures de freinage si nécessaire.

En revanche, le coût socio-économique de la crise a nettement augmenté comme on l'a vu (cf. chapitres 9 et 21). Avec la durée de la crise, les jeunes adultes ont souffert de leur isolement. Les gens ont perdu leur travail. La population est devenue de plus en plus réticente à accepter des restrictions de liberté répétées, obligeant même les dirigeants de la plupart des pays zéro Covid à abandonner cette stratégie (cf. chapitre 15). « Il ne s'agit plus (seulement) d'éviter la crise sanitaire, quel que soit le coût économique, mais d'éviter la crise économique en minimisant l'impact sanitaire », comme le relève le Conseil d'analyse économique[42]. *Plus la crise a duré et plus le coût économique et social a augmenté et pesé dans la balance de la décision.*

En décembre 2021, alors même que la vague Omicron a déferlé sur l'Europe et les États-Unis avec des niveaux de contamination jamais atteints, de l'ordre de plusieurs centaines de milliers de cas par jour en France et au Royaume-Uni, aucun dirigeant de ces pays n'a envisagé de recourir à des mesures de couvre-feu ou de confinement avant que les réanimations ne soient pleines, ce qui ne s'est pas produit. Comme le remarque le *New York Times* du 24 décembre 2021, face à la nouvelle flambée du virus dans la ville, « les dirigeants ont arbitré entre les risques sanitaires et politiques ». « Plus de confinement », « Nous ne sommes pas en mars 2020 ». Et, le 31 décembre, Anthony Fauci, le conseiller scientifique de la Maison Blanche, déclare : « Nous n'arrêterons jamais de compter les contaminations, mais nous allons devoir nous adapter à une circulation maîtrisée du virus, en étant plus attentifs aux enjeux économiques et sociaux[43]. »

Pour éviter de prendre des mesures de plus en plus socialement coûteuses, les dirigeants sont désormais prêts à prendre des risques sanitaires, « prendre son risque », comme le dit le président Macron. C'est aussi parce qu'ils savent mieux mesurer ces risques et que ceux-ci ont aussi nettement diminué grâce aux vaccins. Le brouillard de la crise s'est en partie levé et le ciel est plus bleu. On est loin du « quoi qu'il en coûte ».

23. A-t-on oublié comment vivre avec le risque ?

Au cours de cette longue crise, des reportages sur la pandémie de grippe de 1918 ou même celle de la grippe de Hong Kong de 1969 qui avait fait 40 000 décès en France ont été diffusés sur les écrans.

Les films de 1918[44] étaient surtout des images de corps expéditionnaires envoyés en Europe par bateau ou de salles d'hôpitaux de campagne remplies de soldats couchés sur des lits. Difficile donc d'imaginer comment la population avait vécu les morts de cette pandémie étroitement mêlés avec ceux de la guerre, des morts très jeunes, beaucoup plus jeunes que ceux de la pandémie que nous étions en train de vivre. Il n'y avait pas non plus de témoignages filmés de médecins de l'époque qui auraient pu nous renseigner sur la façon dont ils avaient vécu ces moments où les hôpitaux avaient été totalement débordés. Cependant, en 1918, il n'y avait pas d'antibiotiques, très peu de vaccins, pas de réanimation respiratoire, et nos collègues avaient bien plus l'habitude que nous de voir mourir des enfants, des femmes enceintes qui accouchaient, ou des jeunes gens atteints de gangrène gazeuse après une plaie de guerre.

Peu de gens se souviennent aujourd'hui avoir vécu la grippe de Hong Kong, qui a atteint la France pendant l'hiver 1969 et qui a causé 40 000 décès. Un reportage tourné en 2020 et projeté sur une chaîne parlementaire interrogeait des infectiologues, dont le Pr Dellamonica du CHU de Nice, que je connais bien, qui expliquait que, à l'époque, ils avaient été tellement débordés par l'afflux de patients graves qu'ils avaient dû laisser des femmes de 30 ans mourir d'œdème pulmonaire dans des salles sans assistance et sans soins. Mais personne ne l'avait su alors, sauf ces médecins qui avaient gardé ces images traumatisantes pour eux. Si sa parole s'est libérée, c'est bien parce que, avec ce recul de cinquante ans, ce médecin percevait, comme nous qui le regardions, que si la même pandémie s'était produite aujourd'hui, elle aurait déclenché une crise sanitaire – c'est-à-dire l'inquiétude légitime du public devant la menace, son attente d'une réaction immédiate des autorités et son intolérance vis-à-vis de l'inaction ou du retard à avoir pris la mesure de la gravité de la situation.

Qu'est-ce qui avait changé entre 1969 et 2020, outre bien sûr la gravité de la pandémie ? Ce n'était pas tant, comme on l'entend souvent, la familiarité avec la mort, c'est-à-dire le seuil de tolérance individuelle vis-à-vis de la souffrance et de la mort. Notre métier de médecin, les témoignages des générations qui nous ont précédés, nous font comprendre que la souffrance est la même pour les parents qui ont perdu un enfant en 1918 et en 2021. On ne s'habitue pas à la mort. Ce qui a changé, c'est le regard de la société, sa tolérance vis-à-vis de ces événements. Hier, on n'en parlait pas ou peu. Aujourd'hui, ils déclenchent une crise sanitaire et mettent la société à l'arrêt. Pourquoi ?

Trois éléments vont concourir à déclencher une crise sanitaire et à exiger une réponse immédiate des autorités[45].

Le caractère inconnu de la menace

La plupart des crises sanitaires sont liées à de nouveaux agents infectieux comme le SRAS, la grippe H1N1, l'agent de l'encéphalopathie bovine spongiforme (vache folle), dont les conséquences sont inconnues et imprévisibles. Tout le monde peut donc se sentir concerné et vulnérable à une menace potentiellement grave. L'incertitude est consubstantielle de la crise. C'est elle qui génère l'inquiétude du public, plus que le nombre de victimes. La crise de la vache folle n'a entraîné que très peu de victimes, mais a déclenché une crise sanitaire. Le SRAS a fait 800 décès dans le monde, ce qui paraît un bilan extrêmement faible par rapport au Covid. La pandémie grippale H1N1 de 2009, dont le virus était jusque-là inconnu, a déclenché une crise sanitaire, alors qu'elle a fait beaucoup moins de victimes que la grippe saisonnière à l'origine chaque année de 300 000 à 600 000 décès dans le monde.

Une des raisons pour lesquelles la grippe de Hong Kong n'a pas déclenché de crise sanitaire est qu'elle a été probablement vécue par la population comme une forte épidémie de grippe, c'est-à-dire un événement familier. C'est aussi la raison pour laquelle les autorités, afin de se rassurer et de rassurer la population, ont toujours tendance à vouloir rapprocher une menace inconnue d'un risque familier.

« Le Covid n'est pas plus grave que la grippe, a déclaré Trump le 9 mars 2020. Chaque année, 37 000 Américains meurent de grippe. En moyenne, entre 27 000 et 70 000 par an. Et on ne ferme rien, on n'arrête pas la vie et l'économie pour ça[46]. » Cette attitude a souvent comme conséquence une minimisation de la gravité de la situation.

La prise de conscience de la menace par la population

Une épidémie ou un phénomène qui passe inaperçu ne déclenche pas de crise sanitaire et n'appellera donc pas forcément de réaction de la part des autorités. C'est aussi l'une des explications de l'absence de mesures lors de la grippe de Hong Kong en 1969. Le bilan des morts n'a été fait que bien après la fin de l'épidémie et il est resté très confidentiel jusqu'à l'épisode de la grippe aviaire de 2005, pendant laquelle il a été exhumé.

Cela explique aussi que les vagues de chaleur de 1976 et de 1983 n'aient déclenché aucune réaction de la part des autorités. C'est seulement vingt ans plus tard que l'on a réalisé qu'il y avait eu 3 000 morts en 1976 et 4 700 morts en 1983. En revanche, en 2003, la canicule a déclenché en France une crise sanitaire, car le nombre important de victimes (15 000 décès) a été très rapidement connu grâce aux urgentistes, alertés par l'afflux de personnes âgées déshydratées, et aux pompes funèbres, débordées de façon inhabituelle en ce mois d'août. Dans d'autres pays d'Europe, la vague de chaleur avait fait autant de victimes, mais le bilan n'a été connu que beaucoup plus tard et la canicule n'a pas entraîné de crise.

L'histoire des crises sanitaires est aussi l'histoire d'une baisse continuelle du seuil d'alerte de la population et des autorités, parce qu'on identifie mieux les menaces grâce aux progrès scientifiques et aux systèmes de surveillance, et que ces menaces sont mieux perçues par la population au travers de leur médiatisation.

La crise déclenchée par la grippe aviaire H5N1 entre 2004 et 2005 en est un bon exemple. Cette épizootie (épidémie chez l'animal et non chez l'homme) s'est propagée en Asie, puis en Europe. L'OMS, craignant une pandémie grippale, due à une mutation du virus qui le rendrait transmissible à l'homme, de même ampleur que celle de la grippe espagnole, avait déclenché une alerte internationale et poussé les pays à se préparer en stockant des masques et du Tamiflu®, et en planifiant des campagnes de vaccination massives. Finalement, la mutation ne s'est jamais produite et le virus H5N1 n'est pas devenu transmissible chez l'homme. Il n'a donc pas entraîné de pandémie. Mais, pendant deux ans, les autorités sanitaires et politiques du monde entier ont été mobilisées par cette menace.

On a découvert à cette occasion que les épizooties étaient fréquentes chez les volailles et que la probabilité pour que le virus se transmette du poulet à l'homme était très faible. Les précédents épisodes étaient passés totalement inaperçus et n'avaient pas déclenché d'alerte ni de réactions des autorités autres que celles des vétérinaires habitués à gérer ces épizooties. La dernière épizootie de grippe aviaire H5N1, appelée peste aviaire par les vétérinaires, a eu lieu fin 2021 en Europe et n'a ému personne, en dehors des éleveurs touchés par les conséquences économiques catastrophiques. Ce n'est pas le nombre de victimes en 2005 (cent sept cas humains et cinquante-quatre décès) qui avait déclenché cette sur-réaction des autorités, mais bien sa médiatisation mondiale, elle-même due au fait que cette épizootie survenait moins d'un an après le SRAS – qui avait révélé la vulnérabilité du monde moderne aux risques infectieux et l'interdépendance des pays (cf. chapitre 16).

Ce que l'on pourrait qualifier d'« effet loupe » est bien illustré aujourd'hui par le suivi en temps réel des mutations du SARS-CoV-2, grâce au progrès du séquençage génomique. Ce suivi aurait été impossible il y a dix ans. La mise en évidence du variant Omicron serait passée inaperçue et la seule chose que nous aurions vue, c'est que la cinquième vague épidémique était moins grave. Nous aurions possiblement considéré qu'il s'agissait d'une réplique hivernale d'un virus qui commençait à s'installer dans la population. Après la grippe de Hong Kong de 1968-1969, les virologues ont parlé d'une « épidémie réplique » l'année suivante, puis d'« oscillations annuelles » avec des « épisodes plus ou moins sévères les années d'après », et enfin d'une « grippe saisonnière »[47] et le public, lui, ne s'est pas posé de questions. En 2022, à chaque nouveau variant, nous nous interrogeons : va-t-il, oui ou non, nous obliger à nous reconfiner ?

Les attentes de la population

La prise de conscience par la population d'une menace inconnue et imprévisible, où qu'elle se produise dans le monde, est donc plus grande qu'il y a quarante ou cinquante ans. Et elle va générer des attentes.

Ces attentes sont elles-mêmes plus importantes qu'elles ne l'étaient il y a cinquante ans, en raison des progrès de la médecine. Laisser une femme de 30 ans mourir de grippe grave sans réanimation, comme le racontait le témoignage du médecin qui avait connu la grippe de

Hong Kong, est actuellement impensable. Certains décès, considérés comme inévitables hier, sont devenus évitables aujourd'hui et donc inacceptables. Lors de mes premières gardes d'interne, il y a quarante ans, on ne pouvait pas faire admettre en réanimation une personne de plus de 60 ans, car elle était considérée comme trop âgée pour pouvoir en bénéficier. Grâce aux progrès de la chirurgie et de la réanimation, eux-mêmes secondaires à des révolutions technologiques, on opère désormais du cœur des personnes de 80 ans. Les patients atteints de Covid grave ont quant à eux été transférés en réanimation jusqu'à un âge très avancé, sauf s'ils souffraient de pathologies très invalidantes qui rendraient cette réanimation inutile ou trop pénible par rapport aux chances de récupération. Ce qui hier était une mort « naturelle » est devenu une mort évitable.

Nous n'avons pas oublié comment vivre avec le risque, ni que nous sommes mortels, comme nous le rappelle tous les jours l'actualité. Mais nous voyons mieux et plus vite les risques qui nous menacent, quel que soit le lieu où ils apparaissent dans le monde. Et notre attente est plus grande vis-à-vis de la médecine et des autorités sanitaires. Au fond, c'est aussi ça, le progrès.

VIII. LA CRISE, FACTEUR D'INNOVATION

Les crises sanitaires bouleversent les sociétés et peuvent faire un grand nombre de victimes. Ce sont aussi des moments de remise en question de dogmes scientifiques ou de redécouverte de connaissances empiriques, comme on l'a vu avec la théorie des aérosols et le port du masque grand public (cf. chapitre 11). Ce sont enfin de formidables moteurs d'innovations technologiques. Les décideurs sont en effet confrontés à une nouvelle menace, une situation « hors cadre » vis-à-vis de laquelle il n'y a pas de réponse toute faite. Il faut donc innover pour sortir de la crise sanitaire et politique. « On ne peut pas lutter contre un nouveau virus sans inventer de nouvelles armes. La réponse à une épidémie n'est jamais écrite à l'avance[1]. » L'urgence de la réponse à apporter autorise des investissements financiers et des initiatives capables de surmonter les obstacles bureaucratiques habituels.

L'esprit d'innovation est d'ailleurs pratiquement toujours récompensé en temps de crise, ce qui n'est pas le cas en temps de « paix ». Les petites entreprises de biotechnologie comme Moderna et BioNTech, qui avaient misé depuis dix ans sur l'innovation en prenant des risques, ont engrangé des bénéfices considérables avec les vaccins à ARNm. À l'inverse, les grands groupes pharmaceutiques comme Sanofi Pasteur, qui avaient investi dans des technologies plus traditionnelles, et donc en apparence moins risquées, pour éviter des échecs qui auraient pu ternir une image déjà bien installée dans le paysage, ont été dépassés. « Le soutien à la recherche qui prend des risques doit être priorisé », a souligné le directeur du National Institute of Health (NIH) américain, le 6 janvier 2022, dans sa lettre de départ du poste qu'il avait occupé pendant douze ans[2].

Le Covid est une illustration parfaite de l'impact d'une crise majeure sur l'innovation technologique. Au-delà même de celles constituées par les nouveaux vaccins à ARNm et de la surveillance génomique du virus, d'autres innovations technologiques ont été étrennées pendant cette crise et bouleverseront l'avenir de la lutte contre les maladies infectieuses.

Jamais des vaccins n'avaient été développés aussi rapidement, à tel point que, en France, les autorités se sont laissé surprendre. L'inquiétude d'une partie de la population est-elle légitime ? Peut-on encore s'attendre à des effets indésirables inconnus ?

Peut-on affirmer que les vaccins sont les meilleures armes pour lutter contre les virus ?

A-t-on affaire à une révolution dans l'histoire de la médecine comparable à celle de l'invention de la pénicilline en 1944 ?

Quelles seront les innovations qui vont faire progresser la médecine, issues de cette crise ?

24. Vous méfier des nouveaux vaccins fait-il de vous un complotiste ?

Il n'est pas irresponsable de s'interroger sur un nouveau vaccin ; c'est peut-être même le fondement d'une bonne démarche scientifique. Lorsqu'on a affaire à un nouveau médicament ou un nouveau vaccin, nous disposons d'un certain nombre de données sur son efficacité et sur sa tolérance. Ces données ont été considérées comme suffisantes pour que l'Agence européenne du médicament (EMA) et la Food and Drug Administration (FDA) américaine par exemple délivrent leur autorisation d'utilisation. Mais les connaissances vont continuer à s'enrichir au fur et à mesure de l'utilisation de ces médicaments ou du vaccin, sur un plus grand nombre de personnes, et dans des conditions d'utilisation en vie réelle. Plus le nombre de personnes vaccinées et le recul augmentent, plus ces données en vie réelle sont précises.

Cela ne signifie pas nécessairement que l'on dispose de données plus précises sur des médicaments très anciens par rapport aux plus récents. En effet, les conditions requises pour qu'un médicament ait une autorisation de mise sur le marché (AMM) se sont progressivement renforcées depuis la mise en place des agences du médicament et aujourd'hui celles-ci exigent un niveau de preuve, d'efficacité et de tolérance et une surveillance après la mise sur le marché qui n'étaient pas requis il y a trente ans.

L'autorisation d'utilisation d'urgence délivrée par les agences du médicament

Les médicaments et les vaccins présentent tous des effets indésirables, que l'on appelle aussi des effets secondaires. En effet, l'action d'un médicament dans l'organisme humain ne s'exerce pas seulement sur la cible dite « thérapeutique », c'est-à-dire celle qui est souhaitée ; il va entraîner d'autres effets que celui pour lequel on le prescrit, et certains de ces effets peuvent être des réactions nocives non souhaitées d'intensité très variable, allant de réactions minimes à des effets graves. L'objectif est bien sûr d'avoir le plus d'effets bénéfiques et le moins d'effets indésirables, c'est pourquoi le rapport bénéfice/risque d'un nouveau médicament est l'un des critères essentiels pour autoriser sa commercialisation.

Lorsque les agences du médicament ont examiné les dossiers des nouveaux vaccins à ARNm produits par Pfizer et Moderna fin 2020, les données existantes montraient, sur environ 40 000 volontaires enrôlés dans les essais cliniques de phase 3, que le vaccin protégeait très bien contre les infections et qu'il entraînait des effets secondaires le plus souvent mineurs (effets dits « de réactogénicité », de type douleur locale ou fièvre). Ces agences ont conclu que « les données d'efficacité, de sécurité et d'immunogénicité permettaient de conclure à un rapport bénéfice/risque favorable ». Elles ont délivré en décembre 2020 une « autorisation d'utilisation d'urgence » pour la FDA,

« autorisation conditionnelle d'utilisation » pour l'EMA pour les adultes, et prévu un plan de surveillance pour continuer à évaluer l'efficacité et la sécurité de ces vaccins.

Plusieurs centaines de millions de personnes ont été vaccinées dans le monde, ce qui a permis de repérer en juin 2021 un effet indésirable qui n'avait pas été identifié initialement : des myocardites ou péricardites, inflammations du cœur survenant très rarement après administration d'un vaccin à ARNm, essentiellement chez des hommes de moins de 30 ans après la deuxième dose, et qui sont le plus souvent d'évolution favorable. Les données de la surveillance française[3] ont évalué ce risque à vingt-sept cas par million de doses après la deuxième dose de Pfizer et cent trente et un cas par million de doses après la deuxième dose de Moderna chez les hommes de moins de 30 ans. Cela explique qu'il n'ait pas pu être détecté par les essais initiaux portant sur plusieurs dizaines de milliers de volontaires. Ces nouvelles données n'ont pas modifié l'évaluation du rapport bénéfice/risque de ces vaccins, toujours considéré comme favorable, mais le vaccin Moderna a été déconseillé en France aux adultes de moins 30 ans. Les études ultérieures ont montré que ce risque diminuait de façon significative après la troisième dose[4].

L'autorisation d'utilisation d'urgence accordée à ces deux vaccins était justifiée par la gravité du Covid chez les personnes âgées ou ayant des comorbidités. Elle a donc été donnée en janvier 2021, plus rapidement que les délais habituellement nécessaires pour l'enregistrement d'un vaccin. Les études cliniques qui ont servi à l'examen du dossier étaient les mêmes que celles d'une procédure habituelle. En revanche, le recul après l'administration des vaccins chez les volontaires était plus court. C'est cela qui a justifié un réexamen du dossier par la FDA plusieurs mois plus tard, pour une autorisation non plus d'urgence mais complète. Les deux vaccins l'ont reçue aux États-Unis, en août 2021 pour Pfizer et en janvier 2022 pour Moderna. Il faut souligner que, en une année, les données disponibles dans les différents pays, aussi bien dans le domaine de l'efficacité que de la tolérance en vie réelle, ont été considérables. Il n'est pas exagéré de dire que jamais des connaissances aussi précises n'ont été accumulées en aussi peu de temps sur des vaccins.

La vaccination dans tous les pays a commencé par les personnes les plus âgées, population chez qui le bénéfice attendu était très grand, en raison de la mortalité élevée, et donc pour qui la balance bénéfice/risque était très favorable. C'est ce que j'avais répondu lorsque, le 26 novembre 2020, David Pujadas m'avait demandé de réagir face à l'un de mes collègues, qui expliquait qu'il ne fallait pas trop se précipiter sur la vaccination : « Rappelez-vous le drame sanitaire qu'ont connu les Ehpad. Pour cette population qui sera prioritairement vaccinée, le rapport bénéfice/risque est très favorable. » Les jeunes générations, chez qui le bénéfice individuel attendu était nettement plus faible, car elles faisaient rarement des formes sévères, ont été vaccinées avec plusieurs mois de recul sur la vaccination des adultes. La même logique a été appliquée pour les femmes enceintes et les enfants. De plus, en France, la vaccination chez les 5-11 ans n'a été recommandée par les autorités qu'une fois que l'on a disposé des données de pharmacovigilance (données de sécurité) chez sept millions d'enfants aux États-Unis.

Lorsque, fin 2021, une dose de rappel a été recommandée pour prendre en compte la diminution de la protection vaccinale avec le temps, la population a semblé privilégier le vaccin Pfizer quand elle avait le choix, ce que les autorités cherchaient à décourager, car il restait plus de stock de Moderna. Fallait-il s'en étonner ? Non, ai-je répondu sur l'antenne de France Info le 8 décembre, « cette attitude n'est pas irrationnelle, car on a actuellement plus de recul sur le rappel avec le vaccin Pfizer que Moderna ». Plusieurs mois plus tard, le rappel Moderna était au contraire plus recherché par certains, car il permettait d'obtenir une protection un peu meilleure.

N'accusons donc pas la population de réactions irrationnelles quand elle ne fait qu'appliquer le même raisonnement que les autorités, c'est-à-dire privilégier les traitements sur lesquels on dispose à l'instant *t* du plus de recul. Surtout si cette accusation cache d'autres motifs, en particulier la pénurie de vaccin Pfizer. Et faisons-lui confiance pour comprendre que l'existence de nuances entre deux bons vaccins ne doit pas retarder leur vaccination si l'un d'entre eux n'est pas disponible. Dire la vérité est essentiel pour la confiance de la population. C'est ce que j'ai rétorqué aux journalistes qui m'ont fait remarquer, en quittant l'antenne, que mes propos ne seraient pas forcément du goût des autorités.

L'hésitation vaccinale en France n'est pas l'opposition au vaccin

En France, début décembre 2020, seuls 40 % des personnes interrogées avaient l'intention de se faire vacciner. L'adhésion à la vaccination a régulièrement augmenté entre décembre et juin 2021, où elle atteignait presque 80 %. Cette progression a été en partie liée au fait que les personnes ont été rassurées par la bonne tolérance des vaccins au fur et à mesure que la campagne de vaccination a progressé et que les informations sur l'efficacité du vaccin et sa sécurité ont été connues. On a alors assisté à un phénomène d'entraînement (phénomène de conformisme), car de plus en plus de personnes avaient dans leur entourage des proches ayant bien toléré leur vaccination.

L'autre facteur qui a joué a été la perception du danger du Covid. Pendant la grippe H1N1 en 2009, l'épidémie a été peu sévère, ce qui n'a pas incité la population à se faire vacciner, malgré la disponibilité du vaccin et sa bonne tolérance. Enfin, à partir de juillet 2021, le pass vaccinal a accéléré l'adhésion à la vaccination, qui a atteint 90 % en décembre.

Cette évolution est aussi une leçon de cette crise. *L'hésitation vaccinale n'est, le plus souvent, pas une opposition au vaccin. Les personnes hésitent puis se rallient secondairement quand le contexte l'exige.*

L'opposition au vaccin existe aussi. Les ligues antivaccinales ont été créées dès le début de la vaccination contre la variole au XIXe siècle[5]. Mais, plus qu'un mouvement contre le vaccin, les ligues antivaccinales se sont historiquement mobilisées contre l'obligation de la vaccination au nom d'une remise en question des libertés individuelles. C'est aussi ce que symbolise la théorie, défendue par des antivaccins, selon laquelle on injecterait en même temps une puce 5G pour les surveiller. Face à ces arguments, il est vain d'opposer l'efficacité et la sécurité du vaccin. Beaucoup de familles qui se sont déchirées autour d'un repas en ont fait l'amère expérience.

Trois questions sur la vaccination

Peut-on voir des effets indésirables plus d'un an après l'autorisation d'utilisation ?

Ces effets tardifs sont exceptionnels, mais on ne peut pas les exclure complètement. La plupart des effets indésirables se voient dans les deux mois après une vaccination. Cependant, après la vaccination contre la grippe H1N1, des cas de narcolepsie (un trouble du sommeil qui se caractérise par une somnolence excessive au cours de la journée, avec des accès de sommeil incontrôlables) ont été observés assez tardivement. Chez l'adulte, le délai de survenue a été de 4,7 mois (2 jours à 2,5 ans) et chez les enfants de 3,9 mois (15 jours à 1,3 an)[6]. En 2022, avec un recul de plus d'un an, il y a cependant très peu de chances de découvrir des nouveaux effets indésirables.

Est-ce que l'infection protège mieux du Covid que la vaccination ?

Le niveau de la réponse anticorps est meilleur après une vaccination qu'après une infection naturelle. C'est pourquoi l'on recommande aux personnes qui ont fait une infection de se faire vacciner quand même. En revanche, la durée de la protection pourrait être un peu plus longue après une infection qu'après une vaccination. La meilleure protection est constituée par une « immunité hybride », c'est-à-dire l'association d'une vaccination et d'une infection, que l'infection soit antérieure ou postérieure à la vaccination, du moins c'est ce qui a été mis en évidence avec le variant Delta. Cependant, de nombreuses incertitudes persistent avec le variant Omicron, qui pourrait entraîner une réponse immunitaire moins importante qu'après une infection avec le variant Delta.

Est-il vrai que la vaccination va favoriser des variants plus résistants au vaccin ?

L'immunité de la population augmente avec les infections et la vaccination. La pression de sélection induite par cette immunité va favoriser l'émergence de virus plus résistants qui disposent d'un avantage par rapport aux autres virus pour survivre et se transmettre chez des personnes déjà immunisées. C'est ce qui explique l'émergence d'Omicron, fin 2021, en Afrique du Sud, pays où la population était peu vaccinée, mais fortement immunisée par les vagues épidémiques antérieures, dont la vague Delta. Le risque de variant résistant à l'immunité n'est donc pas propre au vaccin.

Il peut cependant être favorisé par une vaccination large de la population, surtout si la protection conférée par cette vaccination est incomplète, c'est-à-dire si elle n'empêche pas les personnes vaccinées d'être infectées, ce qui est le cas aujourd'hui avec les vaccins contre le Covid. La vaccination des enfants contre le pneumocoque avec le vaccin Prevenar 7®, contenant sept sérotypes viraux, a ainsi favorisé l'émergence de souches qui n'étaient pas comprises initialement dans le vaccin, qu'il a fallu adapter en incluant les six sérotypes qui avaient récemment émergé, dans un nouveau vaccin Prevenar 13®.

Plus le niveau d'immunité de la population sera élevé et moins il y a de chances qu'un variant trouve la parade, car le saut génétique qu'il devra effectuer pour échapper à cette immunité sera plus grand. Ce n'est certainement pas un hasard si Omicron est apparu à un moment où la protection immunitaire était en train de baisser dans la population vaccinée depuis plus de six mois. La meilleure façon de lutter contre l'émergence de variants est donc d'augmenter le niveau d'immunité de la population, de façon que les variants aient de plus en plus de difficulté à franchir cette barrière protectrice.

En cas de survenue d'un variant résistant au vaccin, un nouveau vaccin mieux adapté à ce nouveau variant peut théoriquement être fabriqué pour réaméliorer la protection. On change alors la souche vaccinale qui sert à fabriquer le vaccin, en prenant le ou les nouveaux variants, après avoir vérifié qu'ils améliorent la réponse immunitaire protectrice. Les vaccins à ARNm, rapides à fabriquer, possèdent là un avantage certain par rapport aux vaccins classiques. À ce jour, si certains antibiotiques ou antiviraux ont dû être abandonnés en raison de l'émergence de résistances les ayant rendus totalement inactifs, on ne connaît pas d'exemple de vaccin humain abandonné pour les mêmes raisons.

25. Les nouveaux vaccins sont-ils une révolution scientifique ?

Peut-on guérir les maladies infectieuses ?

Aujourd'hui, peu de médecins peuvent encore témoigner de la révolution que fut l'invention de la pénicilline. Je me rappelle avoir écouté, alors que j'étais interne, ce patron d'un service de néphrologie à la retraite expliquer comment, avec quelques unités de pénicilline, ils avaient pu sauver une patiente atteinte de gangrène, que quelques semaines auparavant ils auraient regardée mourir. Ma génération et les suivantes ont vécu avec les antibiotiques. La médecine, la chirurgie, les greffes d'organes ou la pose de prothèses ont progressé grâce aux antibiotiques. Et nous avons un peu oublié qu'ils nous sauvent la vie.

Il a fallu le sida en 1980 pour recommencer à voir mourir dans les services d'infectieux des jeunes gens condamnés et que l'on réalise notre impuissance face aux virus. Une révolution comparable à celle que représentait l'apparition des antibiotiques n'avait pas eu lieu dans le domaine des traitements antiviraux, mais nous n'en avions pas vraiment pris conscience avant le sida, car les vaccins contre les virus existaient. Ils avaient permis de lutter contre des fléaux tels que la variole, éradiquée de la planète en 1980, la polio, la diphtérie et le tétanos, éliminés des pays industrialisés, ainsi que la rubéole congénitale.

Les antibiotiques peuvent tuer les bactéries et guérir l'infection. Cependant, en dehors des traitements contre le virus de l'hépatite C, les traitements antiviraux ne sont, eux, pas capables d'éliminer un virus de l'organisme. Ils ne savent qu'empêcher le virus de se multiplier, et ainsi d'attaquer l'organisme et de créer une maladie. C'est la raison pour laquelle les antirétroviraux doivent être pris à vie par les personnes infectées par le VIH. Cette différence s'explique par le fait que les bactéries sont des micro-organismes qui vivent et se multiplient de façon autonome, alors que les virus se multiplient dans nos cellules avec notre propre machinerie cellulaire. Cela rend les bactéries plus faciles à tuer sans détruire nos propres cellules, alors que les virus s'abritent derrière elles.

Le fait que les antiviraux ne soient pas capables de tuer les virus explique aussi pourquoi il faut les donner le plus tôt possible dans une infection virale, avant qu'ils aient eu le temps de se multiplier. Dans la grippe, par exemple, le Tamiflu® n'est efficace que si on le donne dans les 48 heures après le début des symptômes. Pour le SARS-CoV-2, les antiviraux doivent aussi être prescrits le plus précocement possible (en règle générale, moins de cinq jours après le début des symptômes) pour diminuer efficacement la gravité de la maladie.

C'est pour cela que les vaccins sont et restent aujourd'hui la principale arme pour contrôler les infections virales. On ne sait pas tuer des virus une fois qu'ils sont entrés dans l'organisme, mais beaucoup d'infections virales sont immunisantes. C'est-à-dire que, après une première infection l'organisme a appris à se protéger et la réaction immunitaire va empêcher le virus d'entrer à nouveau dans les cellules, puis va s'en débarrasser.

Les vaccins cherchent à reproduire cet apprentissage en exposant le système immunitaire à une version inoffensive du virus ou d'une bactérie. Les vaccins contre le SARS-CoV-2 ont utilisé les propriétés immunisantes de la protéine Spike du virus, la protéine située à la surface du virus qui s'accroche à nos cellules respiratoires et lui permet d'y entrer. Les anticorps dirigés contre la protéine Spike se sont révélés être très efficaces pour neutraliser le virus.

Les nouveaux vaccins contre le coronavirus : l'histoire d'une course folle

Avant même que l'on sache vraiment si la maladie était immunisante, la course au vaccin avait déjà commencé. Elle a bénéficié des connaissances acquises sur la réponse immunitaire contre les précédents coronavirus comme le SRAS de 2003 et le MERS-CoV. Mais aussi de nouvelles technologies, également développées depuis une dizaine d'années à l'occasion des précédentes alertes pandémiques, ce qui a permis de considérablement accélérer le processus à toutes les étapes de fabrication du vaccin.

La première étape est la synthèse en laboratoire du gène qui va servir de base à la fabrication du vaccin. Auparavant, il fallait se faire envoyer le virus pour l'analyser et s'en servir, soit en entier, soit en partie, pour fabriquer le vaccin. La plupart des vaccins sont en effet des virus entiers atténués, comme celui contre la rougeole ou la rubéole, ou des virus entiers inactivés, comme celui contre la coqueluche. Ils peuvent aussi ne contenir que le fragment du virus responsable de la réponse immunitaire chez l'homme (antigène), comme l'antigène HbS qui est la protéine de surface du virus de l'hépatite B.

Cette première étape a été considérablement raccourcie par la fabrication en laboratoire du gène synthétique codant pour l'antigène du vaccin[7] (la protéine Spike) à partir de la séquence génétique du SARS-CoV-2 communiquée en temps réel *via* Internet, dès la publication de la description du génome le 12 janvier 2022. Plus besoin de récupérer le virus entier ou ses fragments, car on refabrique tout en laboratoire. Cette technique de synthèse avait été mise au point en 2013, précisément pour gagner du temps, après l'expérience de la pandémie de H1N1 de 2009 et à l'occasion d'une nouvelle alerte due à un virus grippal du poulet H7N9. Grâce à elle, en janvier 2020, il a fallu quatre jours seulement à Moderna pour fabriquer son vaccin ; les essais précliniques de Pfizer-BioNTech ont démarré le 27 janvier 2020, soit quinze jours seulement après la publication du génome du SARS-CoV-2. La protéine Spike avait été sélectionnée d'emblée comme l'antigène du vaccin, car on savait par des travaux antérieurs sur le SRAS de 2003 ou le MERs-CoV que cette protéine déclenchait une forte réponse immunitaire chez l'homme.

Plus de cent vingt candidats vaccins ont été initialement développés. Quarante-six sont arrivés jusqu'aux essais chez l'homme et huit ont finalement été utilisés en 2021. Si tous ces vaccins avaient comme objectif de provoquer une réponse immunitaire contre la protéine Spike du SARS-CoV-2, différentes méthodes ont été utilisées pour délivrer l'information au système immunitaire, soit sous forme de gène de la protéine S portée par un adénovirus vecteur (vaccin Oxford/Astra-Zeneca ou Janssen), soit sous forme d'ARNm codant pour la protéine S (vaccin Pfizer/BioNTech ou Moderna), soit directement sous forme de protéine S associée à un adjuvant (vaccin Novavax ou Sanofi/GSK), soit enfin sous forme de virus entier inactivé (vaccin Sinovac ou Sinopharm).

Les vaccins à ARNm consistent à injecter un brin d'ARN qui porte le code génétique de la protéine et qui est entouré d'une couche protectrice de nanoparticules lipidiques. L'ARNm est directement transformé en protéine Spike dans la cellule, puis il est rapidement détruit. Plusieurs études faites chez l'animal depuis 2012, notamment avec le virus Zika, mais aussi avec le virus grippal, avaient montré que ce procédé était capable d'induire une forte réponse immunitaire[8,9]. Il était aussi exploré en cancérologie pour augmenter la réponse immune contre les antigènes des cellules tumorales, mais il n'avait jamais été utilisé pour un vaccin autorisé chez l'homme. Cette technologie s'est avérée non seulement très performante, mais aussi très rapide. En soixante-six jours, les premiers essais des vaccins à ARNm contre le SARS-CoV-2 ont débuté chez l'homme et les résultats des essais de phase 3 qui ont démontré leur efficacité et leur bonne tolérance sur plus de 40 000 personnes ont été disponibles en seulement dix mois.

Les vaccins adénovirus sont aussi issus d'une recherche universitaire datant de plus de dix ans. Ils avaient déjà fait l'objet de phase 1 chez l'homme (étude chez une dizaine de volontaires sains pour tester la tolérance), notamment pour le MERS-CoV et Ebola, mais leur développement n'avait pas été poursuivi, faute de financement.

En trois mois, les premiers essais des vaccins adénovirus contre le SARS-CoV-2 ont commencé chez l'homme, et les résultats d'efficacité ont été aussi connus dix mois plus tard[10].

Ce sont ces deux technologies, développées depuis plusieurs années dans des laboratoires souvent universitaires, puis des sociétés de biotechnologies, ainsi que les vaccins inactivés essentiellement développés par la Chine qui ont permis de vacciner la population mondiale en 2021. Les vaccins protéiques, contenant la protéine Spike purifiée, ont été plus longs à fabriquer (deux mois au lieu d'une semaine pour les ARNm). Les essais cliniques ont commencé six mois après leur mise au point et le premier vaccin protéique, de Novavax, a obtenu une autorisation d'utilisation d'urgence en décembre 2021, soit un an après les vaccins à ARNm.

En décembre 2021[11], environ 10 milliards de doses de vaccin contre le Covid-19 avaient été délivrés dans le monde, dont environ 45 % de vaccins inactivés CoronaVac et Sinopharm fabriqués en Chine et 25 % de vaccin Oxford-AstraZeneca, moins chers et plus faciles à conserver que les vaccins à ARNm venant ensuite, avec Pfizer (22 %) et Moderna (6 %), et les autres vaccins adénovirus (dont le vaccin russe Spoutnik et le vaccin Johnson et Johnson).

Les vaccins à ARN messager se sont révélés les plus efficaces, capables d'entraîner une réponse anticorps plus élevée que les vaccins adénovirus, eux-mêmes plus efficaces que les vaccins inactivés, réponse qui s'est traduite par une meilleure protection contre les infections symptomatiques et les formes sévères et contre les différents variants.

Le développement de vaccins en moins d'un an : un exploit

La gravité de la pandémie, la durée de la crise sociétale qu'elle a engendrée ont été motrices. Pour sortir de la crise sanitaire et politique, les États ont consenti des investissements financiers considérables, mais aussi utilisé des procédures hors cadres qui ont permis de dépasser les obstacles bureaucratiques et sans lesquelles ces résultats n'auraient pas été possibles.

Cet investissement financier a revêtu plusieurs formes. Soit une participation directe aux coûts du développement, comme l'opération Warp Speed de la Maison Blanche (cf. chapitre 10), soit des précommandes, comme celles de la Commission européenne. L'opération Warp Speed comportait aussi une collaboration scientifique et technique public-privé entre les industriels et le département d'État de la Santé, qui apportait le concours de ses agences, mais aussi celui de la Défense, qui apportait son expertise dans la planification des opérations stratégiques complexes. Le plan de développement des vaccins a fait l'objet d'une concertation préalable permettant de construire rapidement un dossier d'enregistrement correspondant aux exigences de la FDA. Le partenariat entre le National Health Institute, principale agence de recherche publique, les agences d'enregistrement (FDA) et les industriels privés a servi de modèle pour le développement des tests de diagnostic rapide et a permis de gagner beaucoup de temps[12].

En raison de l'urgence, toutes les étapes du développement, qui habituellement se font l'une après l'autre, ont été réalisées simultanément. Ainsi, pendant qu'on étudiait le mécanisme de la protection des vaccins à ARN messager et adénovirus chez l'animal, on commençait déjà les premiers essais cliniques de phase 1 et 2 chez l'homme. Les grands essais d'efficacité et de tolérance de phase 3, qui sont les plus longs, ont donné des résultats assez rapidement, en raison du nombre élevé d'infections dans le monde. La différence de protection entre les sujets vaccinés et les non-vaccinés a été visible très vite. Enfin, pour hâter le processus, les agences du médicament ont examiné les résultats des données d'efficacité et de sécurité des vaccins au fur et à mesure de leur disponibilité (« roll-out »), avant que les phases 3 soient terminées. Et les industriels ont commencé à fabriquer les vaccins dans leurs usines avant même la fin des phases 3 et la délivrance de l'autorisation d'urgence, un pari risqué, mais réussi, qui n'a été possible que grâce à des soutiens financiers massifs de la part des États.

Ainsi, toutes les étapes du développement, allant de la fabrication du vaccin à l'étude des dossiers d'enregistrement et à la production massive de vaccins, en passant par la démonstration de l'efficacité et de la tolérance, ont été accélérées.

Une révolution pour les vaccins et la médecine ?

La crise a fait faire un saut technologique à la vaccination qui aura des conséquences dans la lutte non seulement contre la pandémie de Covid, mais aussi contre d'autres maladies infectieuses, et possiblement contre le cancer. L'avenir nous dira si l'on pourra parler d'une révolution aussi majeure que celle de la découverte de la pénicilline.

Des recherches sont en cours pour augmenter l'efficacité des vaccins existants contre les nouveaux variants de SARS-CoV-2, notamment Omicron, et obtenir une protection plus durable. Moderna et BioNTech, les deux entreprises de biotechnologie ayant mis au point les vaccins à ARNm, travaillent aujourd'hui, grâce aux bénéfices financiers réalisés pendant la crise, sur plusieurs maladies infectieuses dépourvues de vaccin malgré plusieurs décennies de recherche, comme le VIH ou le paludisme, mais aussi sur la grippe ou la tuberculose, pour lesquelles des vaccins existent mais pourraient être grandement améliorés, ou encore sur des vaccins thérapeutiques pouvant aider à contrôler les cancers en stimulant l'immunité.

La recherche actuelle s'intéresse aussi de très près à la fabrication d'un vaccin universel contre les coronavirus – qui permettrait non seulement d'être protégé contre tous les variants de SARS-CoV-2, mais aussi contre un futur nouveau virus pandémique issu de la chauve-souris[13] – ou encore à celle d'un vaccin antigrippal universel actif sur toutes les souches de grippe, de façon à ne pas avoir à le modifier chaque année.

Cette crise a suscité une recherche considérable pour mieux comprendre la réponse immunitaire face au virus et développer des vaccins. Quinze mille études ont porté sur le sujet en moins d'un an, ce qui est un record dans ce domaine. Les progrès réalisés seront bénéfiques bien au-delà du Covid. Comme souvent, la crise a été un accélérateur du progrès scientifique.

Cette pandémie nous a rappelé de façon brutale ce que le monde serait sans vaccin[14]. Les vaccins, comme les antibiotiques, nous sauvent. Ne l'oublions pas.

26. Quelles seront les autres innovations issues de cette crise qui vont faire progresser la médecine ?

On pourrait parler du développement massif de la télémédecine qui ne sera pas abordé ici.

Mais il y a eu aussi, dans le domaine de l'épidémiologie, l'intégration de l'étude de la mobilité par téléphonie mobile dans les prévisions de l'évolution de l'épidémie, ainsi que l'utilisation des applications mobiles pour tracer les personnes contacts. Enfin, le développement massif des tests rapides et des autotests préfigure l'évolution du diagnostic de routine des maladies infectieuses.

L'étude de la mobilité par téléphonie mobile et son impact sur l'évolution de l'épidémie

De nombreux travaux ont été consacrés à l'étude de la mobilité captée par les réseaux de téléphonie mobile et son impact sur l'évolution d'une épidémie. Les contacts proches sont en effet le principal moteur des épidémies, notamment celles qui se transmettent par voie respiratoire comme le coronavirus mais aussi la grippe. Toutes les mesures de freinage qui ont été prises pendant cette pandémie (confinement, couvre-feu, fermeture des bars et des restaurants ou des écoles) n'ont eu qu'un seul objectif : diminuer les contacts par une baisse de la mobilité des personnes.

Cette mobilité peut être captée par le téléphone mobile qui permet d'apprécier la présence des personnes dans différents lieux comme les magasins, les jardins, les lieux de travail ou les lieux de loisirs, en captant les déplacements entre les différentes antennes relais. Pendant le confinement de mars 2020, les chercheurs de l'Inserm, dont Vittoria Colizza[15], ont ainsi pu calculer que la mobilité captée par téléphone portable avait baissé de 65 % par rapport au niveau de base évalué en janvier 2020 (de 57 millions à 20 millions de déplacements quotidiens). *La baisse de mobilité dans les différentes régions était corrélée au nombre d'hospitalisations, montrant bien son impact sur l'évolution locale de l'épidémie.* Pendant le deuxième confinement, les mesures étant moins strictes, la mobilité n'a baissé que de 40 %. Une étude canadienne[16] réalisée à Toronto a permis de montrer que chaque augmentation de la mobilité de 20 % était associée à une augmentation du taux de croissance des contaminations de l'ordre de 25 %. Des travaux de chercheurs américains sont allés plus loin, en montrant que l'on pouvait identifier les lieux les plus propices à la contamination en regardant la mobilité à des niveaux de granularité très fins.

Cette crise n'était pas la première tentative d'utiliser la mobilité captée par les téléphones mobiles pour étudier les épidémies. Une des toutes premières études datait de 2015. Elle avait permis de relier *a posteriori*, cinq ans plus tard, une épidémie très importante de choléra au Sénégal en 2005 à un grand rassemblement qui avait eu lieu au tout début de cette année. Peu de travaux ont suivi cette publication. Et c'est réellement la pandémie de SARS-CoV-2 qui a permis l'essor de cette nouvelle technologie et son utilisation en temps réel.

Une application particulièrement intéressante de cette technologie pour les décideurs est de pouvoir surveiller en direct l'impact des mesures de freinage sur le comportement de la population. Par exemple, quand les autorités recommandent le télétravail, elles peuvent vérifier si la mesure est suivie et diminue la fréquentation des lieux de travail.

En Angleterre, pendant l'été 2021, alors même que le gouvernement avait renoncé à toutes mesures de restrictions à l'occasion du Freedom Day le 19 juillet, la population, prudente, n'avait pas repris une vie « normale », comme le montrait une mobilité encore réduite par rapport à la période prépandémique. Les modélisateurs de l'Imperial College qui essaient de prévoir l'évolution de l'épidémie se servent aussi de cette mesure dans leurs calculs pour intégrer l'influence du « facteur humain ».

Cette science en est à ses débuts et présente encore beaucoup d'imperfections, mais, comme le prévoyaient les auteurs de la publication *princeps* sur le choléra, l'utilisation de ces données en temps réel révolutionnera l'épidémiologie.

L'application numérique de recherche des contacts

L'autre innovation technologique dans le domaine de l'épidémiologie est l'application numérique de recherche des contacts. La Corée du Sud avait développé une application mobile en 2015, lors de l'épidémie de MERS-CoV[17], qu'elle a ensuite utilisée avec succès pour le SARS-CoV-2. Son principe reposait, comme on l'a vu (cf. chapitre 7), sur la géolocalisation des personnes infectées dans les jours précédant le diagnostic, grâce à un croisement de données (transaction des cartes bancaires, caméras de surveillance, géolocalisation des téléphones portables, etc.). Ce système permettant de localiser une personne dans des lieux aussi précis que des restaurants ou des cafés avait été critiqué en Corée, après qu'un couple géolocalisé dans un restaurant a été accusé d'adultère. La publication des données avait alors été interdite[18].

L'application StopCovid, devenue TousAntiCovid, développée en France ne permettait ni géolocalisation ni stockage de données. Elle reposait sur la détection des personnes qui se croisaient par la liaison sans fil Bluetooth. Des applications similaires ont été testées par différents pays[19], notamment au Royaume-Uni avec l'application de la NHS, dont les auteurs ont démontré l'efficacité[20]. Mais cette dernière a été très critiquée en raison du nombre de notifications d'isolement qu'elle générait, phénomène qualifié de *pingdemic*. Il n'est pas facile de connaître précisément la contribution de ces applications au contrôle de l'épidémie, car elles ont surtout été employées en 2021, au moment où les variants très transmissibles ont pris l'avantage et rendu impossible le contrôle de l'épidémie, y compris dans les pays « zéro Covid ». Le bon taux d'utilisation de l'application TousAntiCovid (60 % de la population française en décembre 2021) est probablement lié à ses autres fonctions : informations sur l'épidémie, mise à jour des recommandations et utilisation comme pass sanitaire depuis juillet 2021 (certificat de vaccination et résultats des tests).

Mais là encore, un pas a été franchi par les autorités publiques dans l'information en temps réel du public sur l'épidémie et les moyens de se protéger, rôle qu'elles avaient jusque-là bien du mal à remplir. L'utilisation de cet outil en dehors de la pandémie pourrait bien s'avérer précieuse pour d'autres alertes comme les épidémies saisonnières, la vaccination, etc. Les autorités anglaises, conscientes qu'il serait dommage de ne pas profiter de ce progrès technologique aujourd'hui utilisé par la moitié de la population, voudraient s'en servir pour faciliter l'accès du public aux consultations médicales, aux examens biologiques ou radiologiques, ou à des conseils personnalisés sur la santé.

Le développement des tests rapides et des autotests

C'est une évolution, voire une révolution silencieuse. Pourtant, c'est peut-être celle qui modifiera le plus rapidement la pratique de la médecine dans le domaine des maladies infectieuses.

Aujourd'hui, quand un médecin reçoit dans son cabinet un patient avec de la fièvre, il pose un diagnostic et prescrit un traitement le plus souvent sur un simple examen clinique.

Comme le relevait très justement Jim O'Neill, un économiste anglais (connu pour avoir inventé l'acronyme BRIC, pour Brésil, Russie, Inde, Chine) chargé par son gouvernement d'un rapport sur la lutte contre l'antibiorésistance publié en 2016 : « Je trouve incroyable que les médecins doivent encore prescrire les antibiotiques en se fondant uniquement sur leur évaluation clinique, exactement comme dans les années 1950 au début de l'antibiothérapie. L'identification des bactéries repose sur des techniques très longues qui n'ont pas changé depuis les années 1860. Pas étonnant dans ces conditions que les médecins prescrivent les antibiotiques "juste au cas où"[21]. »

Les tests rapides, permettant l'identification immédiate de la bactérie ou du virus à l'origine de l'infection, ont été très peu développés avant la pandémie. Les médecins de ville disposaient uniquement du Strepto test – qui permet d'identifier une angine bactérienne due au streptocoque qui nécessite des antibiotiques, à la différence des angines virales – ou de tests rapides pour la grippe ou le VIH, et enfin de bandelettes urinaires qui permettent de suspecter une infection urinaire en mettant en évidence des traces de leucocytes ou de nitrites.

La pandémie a été l'occasion d'accélérer la mise au point de tests de diagnostic rapide du SARS-CoV-2, comme les tests antigéniques disponibles chez les pharmaciens ou les autotests qui ont été largement utilisés par les particuliers pour confirmer une infection ou s'assurer qu'ils n'étaient pas porteurs du virus avant des rassemblements familiaux ou après un contact. D'autres tests permettant d'identifier sur un seul prélèvement une vingtaine de bactéries ou de virus en moins d'une heure (PCR multiplex) ont aussi été développés à l'occasion de cette pandémie. Aujourd'hui réservés à l'usage hospitalier et aux laboratoires de biologie, car ils nécessitent encore des analyseurs coûteux, ces tests préfigurent ce que sera la médecine de ville courante de demain dans le domaine des maladies infectieuses, où le diagnostic clinique « syndromique » sera remplacé par un diagnostic « étiologique » reposant sur l'identification rapide et, le cas échéant, le traitement du germe responsable de l'infection. Là encore, la pandémie a donné un coup d'accélérateur à cette évolution qui permet de passer de la pratique pasteurienne à celle du XXIe siècle.

IX. ET APRÈS ?

Qui gagnera cette guerre : le virus ou l'homme ? Peut-on s'attendre à éliminer complètement ce virus ?

Assisterons-nous à un phénomène d'amnésie après la fin de cette crise ou saurons-nous être mieux préparés pour la prochaine pandémie ?

Que faut-il retenir pour mieux gérer les prochaines pandémies ?

Qu'est-ce que chacun d'entre nous doit savoir pour mieux se préparer et protéger sa famille ?

27. Le virus est-il plus fort que l'homme ?

C'est la première fois, dans l'histoire des épidémies, que nous suivons de façon aussi précise l'évolution d'un virus pandémique en temps réel à partir de son introduction chez l'homme. Depuis plus de deux ans et demi, nos connaissances sur ce virus et sur l'efficacité des vaccins ont beaucoup progressé. S'il reste encore très difficile, voire impossible de prévoir précisément l'avenir de cette pandémie qui nous désarçonne, certaines hypothèses s'éloignent alors que d'autres se révèlent de plus en plus crédibles. C'est l'histoire de l'évolution du virus et celle de nos déceptions et de nos espoirs que je veux retracer ici, avant d'envisager les scénarios les plus probables.

L'évolution des connaissances : histoire de nos déceptions et de nos espoirs

Début 2020, lorsque la pandémie est apparue, les virologues pensaient avoir affaire à un virus assez stable sur le plan génétique, en tout cas beaucoup plus stable que celui de la grippe. Ce virus à ARN possédait en effet un système de réparation des erreurs de recopiage de son génome qui devait permettre de limiter la survenue de mutations. Les spécialistes des coronavirus évoquaient la possibilité de deux mutations par mois sur l'ensemble du génome, c'est-à-dire deux fois moins que le virus de la grippe et quatre fois moins que le VIH[1]. Et en effet, l'année 2020 a semblé leur donner raison, car le seul variant notable identifié a été le D614G. Celui-ci était porteur d'une seule mutation au niveau de la protéine Spike, la protéine clé qui permet au virus de s'accrocher aux cellules humaines. Grâce à sa plus grande capacité à se répliquer, ce variant a progressivement remplacé la souche Wuhan initiale, sans toutefois susciter d'inquiétude car il n'était pas plus virulent.

Durant cette première année de pandémie, la question clé était de savoir si l'infection par le SARS-CoV-2 conférait une immunité suffisante pour être protectrice contre une nouvelle infection et, si oui, combien de temps celle-ci persistait. Le sujet avait même été évoqué lors de la conférence de presse du Premier ministre, le 19 avril 2020, tant il conditionnait le futur de l'épidémie : « La maladie est-elle immunisante ? » pouvait-on lire en fond d'écran derrière le ministre. Je me rappelle avoir épluché un grand nombre d'articles sur le sujet pendant le week-end, pour comprendre quels éléments nouveaux avaient poussé les autorités à afficher cette question. J'avais été rassurée par un article qui faisait le point sur l'ensemble des connaissances disponibles à propos de l'immunité protectrice après une infection par les coronavirus humains connus, dont le SRAS de 2003 et les coronavirus endémiques à l'origine des rhumes[2]. Il ressortait de cette synthèse que ces infections étaient immunisantes, mais que la protection pouvait diminuer avec le temps.

C'est exactement ce qui s'est vérifié par la suite avec le SARS-CoV-2. Les anticorps produits en réponse à l'infection par le SARS-CoV-2 se sont avérés protecteurs dès mai-juin 2020, mais, lors de la deuxième vague de l'automne 2020, des réinfections ont été décrites chez des personnes qui avaient en partie ou complètement perdu leurs anticorps après six mois. Dans un article intitulé « Le SARS-CoV-2 deviendra-t-il endémique[3] ? », la revue médicale *Science* avait alors émis l'idée que l'on ne se débarrasserait pas du virus, en raison de cette immunité brève. Cette réponse immunitaire insuffisante pour éviter les réinfections et limitée dans le temps était un phénomène déjà connu avec les autres virus respiratoires, comme celui de la grippe, de la bronchiolite (VRS) ou des rhumes (rhinovirus et coronavirus endémiques). Pour les immunologistes, cela s'expliquait par le fait que ces virus restaient au niveau des cellules respiratoires et ne passaient pas ou peu dans le sang. Un virus qui passait dans le sang, comme le virus de la rougeole par exemple, était capable de stimuler plus fortement l'immunité et d'entraîner une protection qui durait toute la vie[4].

Début 2021, l'arrivée des vaccins à ARNm a fait mettre de côté ce scénario endémique et suscité l'espoir que l'on puisse stopper la circulation du virus. Ces vaccins se sont en effet révélés remarquablement efficaces contre les infections, y compris le portage asymptomatique de virus, à des niveaux supérieurs à 90 %. Cette immunité dite « stérilisante », capable d'empêcher un individu vacciné d'être réinfecté et de transmettre le virus, devait nous permettre d'atteindre l'immunité collective, c'est-à-dire un nombre suffisant d'individus protégés pour que l'épidémie s'arrête faute de nouvel hôte. Des calculs avaient situé le niveau de couverture vaccinale à atteindre entre 75 % et 90 % de la population adulte, et même moins si on vaccinait les enfants[5].

Mais l'année 2021 a apporté deux mauvaises nouvelles qui ont totalement remis en question le scénario de l'immunité collective vaccinale, au profit de celui d'un virus endémique s'installant durablement dans la population, à l'image des autres virus respiratoires responsables de la grippe, de la bronchiolite et des rhumes. Le SARS-CoV-2 a en effet échappé à l'étau de l'immunité naturelle et vaccinale qui commençait à l'enserrer grâce à deux parades : sa capacité à muter, qui s'est révélée beaucoup plus importante que prévu, et la baisse de la protection immunitaire avec le temps, apparue avec le recul.

L'année 2021 n'a en effet pas seulement été celle du vaccin. Elle a aussi été celle des variants[6]. En décembre 2020-début 2021, l'irruption du variant anglais (VOC Alpha), porteur de dix-sept mutations (dont huit au niveau de la protéine Spike) et 50 % plus transmissible que son prédécesseur (le D614G, qu'il a remplacé), a révélé la capacité évolutive du virus. Celle-ci s'est confirmée avec la détection quasi simultanée de deux autres variants, en Afrique du Sud (VOC Beta) et au Brésil (VOC Gamma), puis du variant Delta, apparu en Inde au printemps 2021, avant de devenir à son tour le virus dominant dans le monde. En juillet 2021, autre mauvaise nouvelle : la baisse de l'immunité six mois après la vaccination a été identifiée en Israël, devant une augmentation des infections et des hospitalisations chez les personnes vaccinées.

Ni l'évolution si rapide du virus ni la baisse aussi importante de la protection du vaccin avec le temps n'avaient été vraiment anticipées, malgré le fait que, comme on l'a vu, ces deux phénomènes étaient connus depuis les années 1990[7] pour les coronavirus endémiques responsables de rhumes. Mais ces virus assez bénins n'avaient jamais fait l'objet de recherche vaccinale. Et en 2021, nous avions tous voulu croire que les vaccins à ARNm nous permettraient d'obtenir une immunité plus durable que les infections naturelles à coronavirus déjà connus, ce qui n'a pas été le cas.

Ces nouvelles données ont modifié la vision de l'avenir de la pandémie. Comme le soulignait le 16 août 2021 devant le parlement britannique sir Andrew Polard, le père du vaccin Oxford-AstraZeneca anobli par la reine cette même année : « *L'immunité collective est devenue un mythe puisque les vaccinés peuvent être infectés et transmettre leur infection.* » L'arrivée du variant Omicron fin novembre 2021 en Afrique du Sud, à la fois plus transmissible et beaucoup plus résistant aux vaccins, a conforté cette position : les vaccins dont on disposait ne permettaient pas de se débarrasser du virus (vaccins stérilisants). On est donc revenu au scénario endémique évoqué en 2020, qui rapprochait le SARS-CoV-2 des anciens coronavirus endémiques mais aussi de la grippe, virus bien connu pour muter facilement et dont la durée de protection induite par le vaccin est brève, obligeant à une vaccination saisonnière annuelle.

En 2022, l'ambition des vaccins contre le SARS-CoV-2 n'est donc plus d'arrêter le virus, mais de prévenir les formes sévères, ce qu'ils font avec beaucoup d'efficacité, puisqu'on estime que, même avec le variant Omicron, cette protection atteint 80-90 % dans les premiers mois.

Après plus de deux ans et demi de pandémie et d'une année et demie de vaccination, on ne sait toujours pas précisément la durée de la protection vaccinale contre ces formes sévères. Certains travaux laissent penser qu'elle pourrait persister, alors même que le taux d'anticorps dans le sang serait très bas, en raison de l'existence d'une mémoire immunitaire cellulaire composée de lymphocytes à longue demi-vie de type B (qui produisent des anticorps neutralisant l'entrée du virus dans la cellule) ou de type T[8] (qui détruisent les cellules infectées), capable de se réactiver à l'occasion d'une nouvelle infection, mais aussi de se perfectionner à chaque contact avec le virus ou le vaccin. Quels sont le rôle exact et la durée de vie de cette mémoire immunitaire ? C'est cette zone encore grise de la connaissance scientifique sur le SARS-CoV-2 qui explique les débats récurrents en 2021-2022 sur la nécessité de rappels vaccinaux (cf. chapitre 24). Mais nous le saurons, car, comme le déclare un immunologiste américain à la revue *Nature* : « Tout un chacun est en train d'étudier le SARS-CoV-2 désormais[9]. »

Qu'a-t-on appris sur l'évolution d'un virus pandémique ?

Cette pandémie a permis d'expliquer la survenue des vagues en analysant les facteurs humains, viraux et immunitaires en temps réel, ce qui ne s'était jamais produit (cf. chapitre 26). Elle a aussi permis de mieux comprendre pourquoi un virus pandémique mutait.

L'année 2021 a montré que le SARS-CoV-2 a été capable d'évoluer dans deux directions susceptibles de lui conférer un avantage par rapport aux versions antérieures du virus. Dans un premier temps, sous la pression (appelée « pression de sélection ») des mesures barrières introduites pour limiter sa transmission ; dans un deuxième temps, sous la pression de l'immunité croissante de la population.

La première direction prise par le virus a été d'augmenter sa transmissibilité, comme le variant Alpha né en Angleterre, 50 % plus transmissible, ou le variant Delta né en Inde, 100 % plus transmissible que la souche initiale Wuhan. Face aux mesures humaines destinées à ralentir sa transmission, un virus qui se transmet plus facilement d'homme à homme acquiert un avantage par rapport aux autres. Comme l'a dit en décembre 2021 Wendy Barclay, éminente virologiste de l'Imperial College[10] qui traquait les mutations du SARS-CoV-2 : « J'ai toujours pensé que ce virus s'adapterait à l'homme de façon significative et que cela voudrait dire probablement qu'il augmenterait sa transmissibilité. » Comme elle l'a montré par ses travaux, cette augmentation de la transmissibilité est, en partie du moins, liée à la capacité du virus à mieux s'accrocher aux cellules respiratoires afin d'y pénétrer et à mieux s'y multiplier. Présent en quantité plus grande dans les voies respiratoires de l'homme, il se transmet plus vite et augmente aussi la sévérité de la maladie, expliquant que les variants Alpha et Delta aient entraîné des infections plus graves que la souche initiale Wuhan.

La deuxième direction est l'échappement immunitaire. Dans une population avec un grand nombre de personnes immunisées, un variant qui est capable d'échapper à la réponse immunitaire protectrice détient un avantage par rapport aux autres virus. C'est ce qui explique la sélection du variant Omicron en Afrique du Sud fin novembre 2021, dans ce pays avec un haut niveau d'immunité naturelle secondaire aux vagues précédentes, et l'avantage de ce dernier par rapport au variant Delta dans les pays européens avec un haut niveau de couverture vaccinale, où il s'est répandu rapidement en décembre 2021[11]. Cette évolution vers des variants de plus en plus résistants à l'immunité s'est poursuivie avec Omicron BA.5, lui aussi apparu en Afrique du Sud, et qui échappe encore mieux à l'immunité que son petit frère Omicron BA.1.

Avant la survenue d'Omicron, les virologues pensaient que les mutations de la protéine Spike qui favorisait l'échappement immunitaire seraient délétères à la pénétration du virus dans la cellule humaine, et donc à sa multiplication et à sa transmission. Mais Omicron a trouvé une parade. Il est passé par une autre voie pour pénétrer dans la cellule. Ce qui lui a permis à la fois d'échapper à l'immunité et de se transmettre rapidement[12]. Cependant, il a quand même payé un « coût d'entrée » dans la cellule, car la voie de pénétration cellulaire qu'il a utilisée était moins efficace sur le poumon. Résultat : il occasionne moins de formes pulmonaires sévères. *La pression exercée par l'immunité de la population a donc donné naissance à un variant plus résistant à l'immunité, aussi transmissible, mais moins virulent que Delta.*

Les futurs variants seront-ils plus « gentils » ?

Une notion assez ancrée chez certains virologues avant cette pandémie était que les variants qui se transmettent mieux donnent des infections moins graves. « Le virus n'a pas intérêt à aliter sa victime et à la rendre trop malade, pour que celle-ci continue à rencontrer d'autres personnes », avait déclaré un spécialiste de l'évolution des virus dans *Nature* le 9 décembre 2021[13]. Cela s'est révélé en partie faux dès le début de l'évolution du virus, puisque les variants Alpha et Delta étaient à la fois plus transmissibles et plus sévères que la souche initiale Wuhan. En réalité, cette vision anthropomorphiste du virus pourrait résulter d'observations empiriques assez grossières, faites à partir d'anciennes pandémies où, sans pouvoir l'expliquer, les médecins avaient constaté que le virus donnait des maladies moins graves avec le temps.

L'explication scientifique pourrait être celle que l'on observe aujourd'hui avec le coronavirus. En s'adaptant à l'homme, un virus pandémique devient en effet de plus en plus transmissible, mais en même temps, il rencontre une population de plus en plus immunisée qui se défend mieux contre les formes sévères et cela se traduit par une épidémie moins grave. Ce n'est donc pas que le virus devient plus « gentil » pour mieux se transmettre, mais simplement que l'homme se défend de mieux en mieux. Les études faites il y a plus de trente ans sur les coronavirus endémiques, aujourd'hui responsables de rhumes, laissent entrevoir que la sévérité des infections s'est aussi atténuée avec le temps grâce à l'augmentation du niveau d'immunité naturelle de la population[14]. Mais personne n'est capable de dire si ces coronavirus endémiques ont eu la sévérité du SARS-CoV-2 quand ils ont pénétré pour la première fois chez l'homme ; il serait donc périlleux d'en déduire que le Covid finira en rhume.

Aujourd'hui, les scientifiques s'accordent sur l'idée qu'il y aura d'autres variants, car le SARS-CoV-2 a démontré sa capacité à évoluer. Tous insistent sur l'importance d'une surveillance étroite de cette évolution, grâce au séquençage génomique. Ces variants pourront émerger chez l'homme, mais aussi chez l'animal, car le SARS-CoV-2 est capable d'infecter de nombreuses espèces. Comme l'a déclaré le directeur de l'OMS en janvier 2022 : « Il serait dangereux de prétendre qu'Omicron sera le dernier variant ou que nous sommes en train de gagner la guerre. [...] Au contraire, toutes les conditions sont remplies pour que d'autres variants émergent. » Mais personne ne se risque à dire si les prochains variants seront plus ou moins sévères qu'Omicron. « Il n'y a pas de raison pour que les futurs variants dominants soient similaires ou moins virulents qu'Omicron, qui pourrait n'être qu'une exception au vu de sa faible virulence », énonce le comité SAGE, le 10 février 2022[15]. Cette évolution vers moins de virulence sous la pression immunitaire, constatée avec Omicron, n'est en effet pas systématique, comme l'a montré l'histoire d'un virus du poulet, responsable d'une maladie mortelle, la maladie de Marek, qui sous la pression immunitaire du vaccin a évolué vers une forme plus grave.

Les scientifiques restent donc très prudents, car le SARS-CoV-2 nous a enseigné l'humilité. Si l'on a beaucoup appris avec le Covid, ce que l'on ne sait pas sur l'évolution d'un virus pandémique reste encore un domaine immense. Comme le relève un épidémiologiste qui avait conseillé le ministre de la Santé américain pendant l'épisode de la grippe aviaire H5N1 de 2005 : « S'il doit bien y avoir un moment où les scientifiques et les dirigeants doivent se montrer humbles avec ce virus, c'est maintenant [...]. Nous progressons en territoire totalement inconnu en termes de compréhension de ce qu'est une pandémie, comment elle commence, comment elle évolue et comment elle se termine[16]. »

Quels sont les scénarios pour l'avenir du SARS-CoV-2 ?

1- Le plus optimiste, qui est aussi aujourd'hui le moins crédible, est celui de l'éradication du virus

Une seule infection a été éradiquée dans l'histoire, la variole, qui a disparu de la surface de la Terre en 1980. Les conditions pour obtenir l'éradication d'une maladie infectieuse sont : l'existence d'un vaccin très efficace (stérilisant) et conférant une longue durée de protection ; la possibilité d'atteindre une couverture vaccinale élevée dans le monde ; l'absence de formes difficiles à repérer (asymptomatique ou atypique), pour pouvoir détecter rapidement un foyer naissant ; et l'absence de réservoir animal. Malheureusement, aucune de ces conditions n'est remplie pour le SARS-CoV-2.

2- L'immunité collective permettant l'élimination de l'infection dans certains pays

La rougeole n'est pas éradiquée dans le monde, mais, grâce à un vaccin très efficace (90 % de protection) conférant une protection durable, l'infection a considérablement diminué. On parle même d'élimination dans certains pays, c'est-à-dire d'absence de circulation du virus, grâce à une couverture vaccinale permettant d'atteindre une immunité collective. Toutefois, là encore, la baisse de la protection avec le temps et la capacité du SARS-CoV2 d'échapper à la réponse immunitaire par des mutations ne nous orientent pas vers le scénario de l'immunité collective, considérée comme un concept très hasardeux pour le SARS-CoV-2[17].

3- Le passage à l'endémicité[18], le plus probable

D'après le SAGE, dans un avenir proche, le virus va continuer à circuler dans la population et de nouveaux variants vont émerger[19], entraînant des nouvelles vagues d'infection, avec un certain degré de caractère saisonnier (plus marqué en automne et en hiver), mais la sévérité de ces infections sera limitée si l'immunité de la population reste suffisante pour protéger contre les formes graves.

Le passage à l'endémicité suppose donc de préserver une sorte d'équilibre des forces entre le virus et l'immunité de la population[20]. D'un côté, un virus qui évolue en cherchant à échapper à la pression immunitaire et qui met à profit la baisse de l'immunité avec le temps. De l'autre, notre capacité à réagir rapidement en regagnant le terrain perdu, grâce à des rappels et/ou à une meilleure adaptation du vaccin aux variants circulants[21]. Plus on augmentera la barrière immunitaire, moins l'épidémie sera sévère et moins il y aura de chances de sélectionner un variant résistant aux vaccins. Une stratégie vaccinale nécessairement réactive qui pourrait un jour ressembler finalement à celle de la grippe, que nous avons tant invoquée à tort en début de crise.

On peut aussi espérer que le saut technologique vaccinal impulsé par cette crise conduira à mettre au point des vaccins permettant d'obtenir une réponse immunitaire plus forte et plus prolongée contre le SARS-CoV-2 que les vaccins à ARNm de première génération. Le virus s'adapte et s'accélère, mais la science aussi. Là est notre force. Il est possible que le point d'équilibre entre l'évolution du virus et l'immunité de la population se stabilise peu à peu, même s'il est difficile de savoir exactement quand. Le SAGE[22] évoque une période allant de deux à dix ans. « Des variants n'émergeront pas indéfiniment. Rien n'est infini dans la nature », veulent croire certains virologues, qui rappellent cependant que c'est la première fois que l'on suit en temps réel l'évolution d'un virus pandémique[23]. « Personne ne sait exactement quand nous serons au bout du tunnel, mais nous y arriverons », déclare le 11 janvier 2022 le responsable de la stratégie vaccinale à l'Agence européenne du médicament, Marco Cavaleri[24].

Si l'avenir reste donc encore difficilement prévisible, il y a néanmoins une certitude : la vaccination est notre arme essentielle contre ce virus. Ici et ailleurs, car l'interdépendance des pays est majeure dans une pandémie.

28. Assisterons-nous à un phénomène d'amnésie après la fin de cette crise ?

L'amnésie des crises

La leçon la plus importante de cette crise aura été la redécouverte de notre vulnérabilité aux épidémies et de notre interdépendance avec les autres pays, et le constat de notre impréparation. Rien de bien nouveau, pourtant. À la suite du SRAS de 2003 et de la menace de pandémie grippale H5N1 en 2005, nous avions déjà compris que ces pandémies étaient inévitables, en raison de l'adaptation prévisible de nouveaux virus d'origine animale à l'homme. C'est même cette constatation qui avait été à l'origine de la collaboration franco-chinoise lors de la construction d'un laboratoire P4 à Wuhan. L'objectif était d'améliorer la surveillance des interactions microbiennes entre le monde animal et l'homme. Nous savions aussi que ces pandémies étaient imprévisibles, car la science n'était pas capable de prévoir quel virus animal parviendrait à sauter la barrière d'espèces. L'OMS avait déjà souligné la « vulnérabilité du monde moderne aux épidémies » dans son rapport de 2007, intitulé « Un avenir plus sûr. La sécurité sanitaire mondiale au XXIe siècle », raison pour laquelle elle avait incité l'ensemble des pays à se préparer à une pandémie grippale.

Alors, comment peut-on expliquer que la pandémie de 2020 nous ait surpris dans un tel état d'impréparation ? Que des dirigeants qui n'avaient pas connu de crise sanitaire se soient laissé surprendre, on peut encore le comprendre. Que des erreurs stratégiques aient été faites en raison de l'empreinte des crises passées ou parce que la crise sortait du cadre de la pandémie grippale, qui servait de canevas à la préparation des différents pays (comme on l'a vu au chapitre 7), on peut rétrospectivement le comprendre. Mais que l'ensemble de l'appareil de l'État se soit retrouvé totalement démuni, obligé de reconstituer ses stocks et de réinventer son système de défense ne peut avoir qu'une seule explication : *l'amnésie des crises.*

C'est ce qui m'avait frappée lors de mon expérience comme conseillère du ministre de la Santé, entre 2003 et 2005. La crise du SRAS nous avait surpris dans un état d'impréparation presque totale. Comme on l'a vu, aucun pays occidental n'avait vraiment tiré les leçons de cette pandémie, car, en dehors du Canada, ils n'avaient pas été vraiment touchés. La crise de la canicule d'août 2003, survenue seulement un mois après la fin de la pandémie de SRAS, avait cependant incité la France à se préparer, mieux que les autres pays européens, à une possible pandémie grippale.

Mais l'amnésie nous guettait. J'en avais déjà fait le constat lorsque j'avais écrit dans un livre sur les crises paru en 2009[25] : « Après la plupart des crises sanitaires, les responsables politiques mettent en place des actions "*pour qu'un tel drame ne se reproduise pas*". Des rapports sont demandés à des experts. Des commissions ou des missions d'information parlementaires sont nommées et elles-mêmes émettent des recommandations toujours assez spécifiques à la crise qui vient de se produire. Les ministres, s'ils survivent à la crise, s'efforcent de les mettre en œuvre le temps de leur mandat. Un nouveau plan de réponse verra toujours le jour. Assez souvent, une nouvelle structure sera créée : nouvelles agences de sécurité sanitaire, ou établissement public chargé de gérer les moyens de lutte contre les risques sanitaires exceptionnels. Puis les ministres s'en vont. Et avec eux part l'expérience souvent marquante du vécu de la dernière crise. » La baisse des crédits accordés à la préparation contre les pandémies et la non-reconstitution des stocks de masques et de matériel de protection pour le personnel soignant, aussi bien en France qu'en Angleterrre[26, 27] ou aux États-Unis[28] après 2009, sont venues conforter ce diagnostic. En 2009, j'écrivais aussi que, pour éviter cette amnésie et se préparer à la hauteur de l'enjeu, il fallait changer notre façon même de concevoir les crises sanitaires. « *Les crises sanitaires ne sont malheureusement pas des "accidents" improbables. Elles sont destinées à se reproduire, voire à s'intensifier. Les États se préparent aux guerres et aux catastrophes naturelles de façon systématique. Ils doivent aujourd'hui se préparer de la même façon aux crises sanitaires.* Il faut changer d'échelle et considérer cette préparation comme aussi prioritaire que la préparation à la menace terroriste. Pas plus qu'hier nous ne sommes prêts à faire face à l'imprévisible[29]. » Ces mots prennent aujourd'hui tout leur sens.

La situation n'est pas la même qu'en 2009 et la pandémie de SARS-CoV-2 a été bien plus sévère que le SRAS de 2003. Elle aurait été à l'origine, selon l'OMS, de 15 millions de décès directement liés au Covid ou indirectement liés à la crise entre janvier 2020 et décembre 2021 soit bien plus que les 5,5 millions de décès officiellement répertoriés[30]. Aucun pays n'a été épargné. Le bilan économique et social a, lui aussi, été incomparable. Les systèmes de santé des pays les plus performants ont été totalement désorganisés pendant plusieurs mois. La durée de cette crise exceptionnelle s'est apparentée à celle des épidémies et des guerres des siècles passés. Le SRAS de 2003 a montré que l'expérience d'une crise traumatisante laisse des traces, car comme on l'a vu, les pays qui ont le mieux géré la pandémie en 2020 sont ceux dont les systèmes de santé avaient été débordés en 2003. On a aussi attribué la réponse efficace de certains pays d'Afrique au coronavirus à l'expérience acquise lors de l'épidémie d'Ebola. Mais, soyons là encore prudents, car comme le relève un historien de la médecine américain, l'amnésie des crises n'est pas un phénomène récent. « La pire chose dans le dernier acte de chaque épidémie ou pandémie que j'ai étudiée est ce que j'appelle l'amnésie généralisée. Nous avons tendance à tout oublier, et les acteurs politiques passent au sujet d'après sans faire les investissements nécessaires pour une réelle préparation[31]. »

Qu'avons-nous appris ?

La première vague pandémique a surpris des dirigeants impréparés à *gouverner l'imprévisible.* Mais cette crise d'une exceptionnelle longueur les a éduqués malgré eux. Ils ont appris à gouverner dans l'incertitude, sans visibilité. « Le virus est maître du temps », a reconnu le président Macron, faisant preuve d'humilité devant l'ennemi.

Face à des situations « jamais vues », les politiques ont aussi innové et se sont affranchis de la lourdeur des processus administratifs, en créant des *Task Forces ad hoc*, qui se sont appuyées sur des partenaires non traditionnels. Cela a été le cas pour construire *de novo* une brigade de santé publique avec l'Assurance maladie, pour pallier l'insuffisance des médecins de santé publique de terrain ; ou encore pour démultiplier les capacités de tester ou identifier des variants, grâce à une collaboration avec le réseau des laboratoires privés et des pharmaciens ; ou enfin pour organiser la vaccination de la population à une échelle et avec une rapidité qui n'avaient jamais été atteintes en France, grâce à la mobilisation d'une multitude d'intervenants dépassant largement les acteurs traditionnels de la vaccination. Cela fut aussi le cas au Royaume-Uni, qui a pu vacciner très rapidement sa population grâce à une Vaccine Task Force indépendante du ministère de la Santé, composée de responsables du gouvernement, mais aussi d'industriels et de scientifiques[32].

L'adaptation du monde hospitalier, qui a poussé les murs et usé jusqu'à la corde toutes ses ressources pour faire face à l'afflux de patients, a été aussi remarquable et à juste titre largement soulignée. Des dispositifs familiers des services de santé militaires ont été utilisés dans plusieurs pays, comme la construction d'hôpitaux de campagne de grandes capacités et l'utilisation d'équipes médicales de réserve, constituées de retraités ou de militaires. Mais la pandémie est survenue sur fond de crise hospitalière. Même un personnel aussi dévoué au service public que le sont les équipes hospitalières ne peut pallier le manque de moyens chroniques de l'hôpital public. Il finit par s'épuiser, et quitter des conditions de travail qui se détériorent depuis des années sous les yeux indifférents des responsables.

Comme l'avait souligné le rapport du Global Health Security Index en novembre 2019, la capacité des systèmes de santé à prendre en charge les patients et à protéger le personnel soignant était le talon d'Achille de la préparation des pays à une pandémie, avec un score moyen de 26,4 sur 100, le pire de tous. Ce rapport, qui plaçait les États-Unis en premier (73,8) et la France en huitième position (60,9) s'est révélé encore trop optimiste[33].

Enfin, la crise a révélé la faillite de la santé publique de terrain. Comme les Anglais et les Américains, nous avons découvert que nous n'avions plus les moyens d'arrêter les épidémies (cf. chapitre 14). Les autorités anglaises n'ont pas voulu attendre la fin de la crise pour supprimer Public Health England (PHE), leur agence de santé publique, et la remplacer par la National Health Security Agency, désormais chargée du système tester-tracer ainsi que de la surveillance des épidémies. Les critiques grandissantes sur les erreurs des Centers for Disease Control pendant cette pandémie et la baisse de confiance des Américains dans cette institution[34], autrefois symbole de la protection contre le bioterrorisme et les épidémies, ont aussi contraint sa directrice à réévaluer ses missions à la lumière des leçons du Covid[35]. La place de Santé publique France, qui a beaucoup réduit ses missions dans le domaine de l'épidémiologie de terrain[36] pour se consacrer essentiellement à la surveillance, comme l'avait fait PHE en Angleterre, devra aussi être revue à la lumière de cette pandémie. L'épidémie de variole du singe survenue pendant l'été 2022 est venue renforcer cette nécessité en montrant que les principales erreurs faites début 2020 ont été reproduites en 2022 (cf. chapitre 14).

29. Dix-neuf recommandations à destination des gouvernants pour mieux gérer les prochaines pandémies

Quelques enseignements de cette crise mériteraient de ne pas être oubliés, tout en gardant à l'esprit que toute crise est différente :

1. Ce qui aide à gérer une crise n'est pas le plan, mais la préparation (dont les stocks de matériel de protection).
2. Il n'y a pas de solution toute faite. Un nouvel agent infectieux oblige à innover.
3. Il ne faut pas chercher à rassurer devant l'incertitude, mais se préparer aux scénarios défavorables.
4. Ce qui arrive aux autres va nous arriver.
5. On apprend des autres, il faut donc s'inspirer du succès des autres pays, sans préjugés.
6. Ne pas avoir de préjugés non plus sur le comportement de la population et son adaptation au danger, qui sont admirables.
7. Les plus beaux modèles prévisionnels du monde ne peuvent pas être plus fiables que les données utilisées pour les construire. La crise a montré le caractère instable de ces données face à un nouveau virus dont on ne connaît pas le comportement.

8. La stratégie initiale doit viser à arrêter le virus (stratégie d'élimination) et doit être conservée aussi longtemps que possible pour gagner du temps jusqu'au vaccin, et même après.
9. On arrête une épidémie avec un grand nombre de tests et d'équipes de professionnels de santé publique sur le terrain, pas seulement avec des scientifiques dans des bureaux.
10. Les stratégies différenciées selon les régions sont difficiles à mettre en place et n'ont pas été très efficaces lors de cette crise.
11. Le manque de places et de personnels dans les réanimations se paie en nombre de morts et en semaines de confinement. Il faut y réfléchir avant et s'inspirer de l'expérience de la médecine militaire, qui a l'habitude de déployer des équipes de renfort.
12. Les organisations *ad hoc*, regroupant des professionnels issus du public et du privé libérés de la hiérarchie administrative et bénéficiant d'un fort soutien politique, ont été très innovantes et ont permis de gagner un temps précieux.
13. Pendant la pandémie, l'esprit d'innovation a été récompensé dans le domaine de la recherche. Ne pas l'oublier en temps de « paix ».
14. L'équilibre entre le bénéfice sanitaire et le coût social des mesures se modifie au fur et à mesure. Au début de la crise, dans un contexte d'incertitude complète, les mesures vont favoriser le bénéfice sanitaire, quitte à alourdir le coût social. La durée de la crise réduit les incertitudes, ce qui permet des ajustements prenant mieux en compte ce coût social.
15. L'évolution du SARS-CoV-2 est imprévisible, mais nous avons désormais la confirmation que cette

pandémie favorise les variants les plus transmissibles, puis l'échappement immunitaire dès que la population a acquis un certain niveau d'immunité. Bien que tous les virus soient différents, cette observation en temps réel de l'adaptation du virus à l'homme est une première et contribue à notre compréhension des pandémies.

16. Les capacités de séquençage et l'interconnexion des données de santé entre elles, dans les pays où ces données étaient disponibles comme au Royaume-Uni, ont été cruciales pour comprendre l'évolution de l'épidémie et ont été utiles au monde entier. Les autres pays doivent s'en inspirer.
17. Le succès des commandes centralisées de vaccin par l'Union européenne doit servir d'exemple.
18. Les sujets âgés n'ont pas eu la protection qu'ils auraient dû avoir. La vulnérabilité liée au vieillissement de la population est un fait et doit être mieux prise en compte dans notre préparation aux crises.
19. Enfin, la crise est un moment d'apprentissage pour les dirigeants, mais ils s'en iront un jour et ils seront remplacés. Il vaudrait mieux que leurs successeurs apprennent avant de gouverner, pour que la population en fasse moins les frais. Après tout, les pompiers et l'armée s'entraînent bien. Qui aimerait vivre dans une ville sans pompiers[37] ?

30. Que devez-vous retenir pour mieux vous préparer et protéger votre famille ?

Répondre à cette question mériterait sûrement un forum, où nous pourrions tous échanger autour de notre expérience lors de ces deux années et demie difficiles, et peut-être même sourire de quelques anecdotes. À défaut d'un tel lieu, voici quelques conseils issus de cette crise, utiles pour chacun d'entre nous et pour nos proches.

À quel moment faut-il croire les autorités ou les experts dans une crise ?

1. Si un responsable commence sa phrase par : « Il ne faut pas paniquer », soyez vigilant et inquiétez-vous. Il risque d'hésiter à vous délivrer l'ensemble des informations dont il dispose à un moment où vous en aurez le plus besoin pour vous protéger. Il risque aussi de ne pas prendre les bonnes décisions de peur de vous inquiéter.
2. Méfiez-vous des scientifiques qui savent prévoir l'avenir. Ils risquent d'être vite démentis par les événements. Si jamais ils ont raison, c'est qu'ils ont eu de la chance.
3. Cherchez des sources d'information fiables, capables de vous faire comprendre la situation et les connais-

sances scientifiques dont on dispose, plutôt que celles qui vous donnent une opinion personnelle.

4. Un scientifique qu'on n'arrive pas à comprendre a de bonnes chances de ne pas avoir compris lui-même ce qu'il raconte.
5. N'ayez pas peur de ceux qui répondent qu'ils ne savent pas. C'est la preuve qu'ils savent faire la différence entre ce que l'on sait et ce que l'on ne sait pas, et qu'ils ont l'honnêteté scientifique de le dire.
6. Ne craignez pas non plus les responsables qui expliquent qu'il y a plusieurs solutions possibles pour faire face à la crise. Cela veut dire qu'ils les ont envisagées. Face à l'incertitude et à la nécessité de prendre en compte des facteurs sanitaires, mais aussi socio-économiques, il y a toujours plusieurs options possibles et jamais de solution parfaite.
7. Quand un dirigeant exprime ses doutes de façon transparente, c'est bon signe. Il cherche à vous faire partager la complexité de la décision. C'est aussi une preuve de respect et de confiance à l'égard de votre intelligence et de votre capacité à accepter le doute.
8. À l'inverse, méfiez-vous de ceux qui prétendent tout savoir, y compris comment gérer la situation mieux que les autres. L'humilité est une qualité essentielle des scientifiques et des décideurs lors d'une crise.
9. Attention aux assertions toutes faites, telle : « C'est une question de culture » pour parler de la réaction du public ou de sa capacité à accepter des mesures. Face aux risques et au danger, tout le monde cherche à se protéger et à protéger ses proches.
10. Changer d'avis n'est pas forcément un signe d'inconstance, cela peut refléter la prise en compte de nouvelles

données qui peuvent évoluer très vite au cours d'une crise.

Quand préférer suivre son instinct et son bon sens ?

D'une façon générale, il faut se faire confiance et ne pas se laisser intimider.

Quand une mesure paraît de bon sens, comme porter un masque pour se protéger des infections respiratoires, ne vous laissez pas intimider par celui qui vous explique qu'il n'y a pas de preuve de son efficacité. Comme le relève une revue très sérieuse, on n'a jamais fait d'étude pour démontrer qu'il faut ouvrir un parachute quand on saute d'un avion, et pourtant, ça marche[38]. La recherche d'une preuve parfaite avant d'adopter un dispositif qui ne présente aucun risque (il ne s'agit pas d'un médicament) peut être un obstacle à l'adoption de la bonne attitude.

Il faut savoir ne pas s'enfermer dans ses propres opinions et ses préjugés, et rester à l'écoute des discours qui ne correspondent pas forcément à vos idées. Mais quand vous écoutez les autres, ayez bien à l'esprit la distinction entre une opinion et un fait scientifique.

Pourquoi ne pas avoir peur de paraître trop prudent ?

Quand vous percevez un danger, ne vous laissez pas intimider par celui qui vous explique que vous êtes trop prudent et qu'« il n'y a aucun danger » ou par le fait que, autour de vous, personne n'a l'air de s'inquiéter. Si vous discutez avec la personne qui vous explique qu'il n'y a aucun danger, vous vous apercevrez bien vite que ce n'est pas grâce à un raisonnement éclairé ou à un courage plus grand que le vôtre qu'elle est arrivée à cette conclusion, mais par ignorance. Elle en sait moins que vous.

Dans le même ordre d'idées, si vos collègues de bureau veulent faire un pot de départ en pleine vague épidémique et qu'ils cherchent à vous entraîner, ne vous laissez pas faire par comportement grégaire. Devant une épidémie, on cherche à atteindre l'immunité collective, pas l'inconscience collective.

Suivre les directives n'interdit pas d'exercer son propre jugement. Combien de personnes se sont bêtement contaminées la veille du début officiel du confinement pour n'avoir pas réfléchi au fait que le virus, lui, n'attendait pas les ordres.

Les gestes à ne pas oublier dans la vie courante et pour toute pandémie

Nous sommes tous devenus des spécialistes de la prévention des infections à SARS-CoV-2, mais tous ces gestes que nous avons appris sont aussi utiles pour d'autres infections.

1. Porter un masque quand on est enrhumé ou pour toute infection respiratoire permet de protéger les personnes fragiles (enfants en bas âge, sujets âgés…) et de ralentir la transmission des virus, que cela soit le SARS-CoV-2, la grippe, le virus respiratoire syncytial à l'origine des bronchiolites de l'enfant ou les autres virus respiratoires.
2. L'aération est essentielle pour disperser les aérosols de la grippe et du SARS-COV-2 (cf. chapitre 11).

3. L'hygiène des mains (lavage, solution hydroalcoolique) est efficace contre tous les virus et toutes les bactéries.
4. La vaccination sauve des vies. Ne l'oublions pas.

Il faut savoir coexister avec les virus et les bactéries, mais pas forcément leur laisser trop de place.

Lexique

Aplatir la courbe des hospitalisations : ralentir le rythme des nouvelles contaminations, de façon à étaler dans le temps le nombre de cas nécessitant une hospitalisation et éviter le débordement des hôpitaux.

CDC : Centers for Disease Control and Prevention, organisation qui gère la santé publique aux États-Unis.

ECDC : European Centre for Disease Prevention and Control, agence de l'Union européenne créée en 2005 pour renforcer les défenses des pays membres contre les maladies infectieuses.

EMA : European Medicines Agency, Agence européenne du médicament, créée en 1995 et dont le rôle est de « garantir l'évaluation scientifique, le contrôle et le suivi de la sécurité des médicaments à usage humain et vétérinaire dans l'UE ».

MERS-CoV : coronavirus du syndrome respiratoire du Moyen-Orient, identifié en 2012, qui a fait 450 victimes et contre lequel il n'existe pas de vaccin spécifique.

OMS : Organisation mondiale de la santé, agence spécialisée de l'Organisation des Nations unies (ONU) pour la santé publique créée en 1948. Selon sa Constitution, l'OMS a pour objectif d'amener tous les peuples des États membres et partenaires au niveau de santé le plus élevé possible, la santé étant définie dans ce même document comme un « état de complet bien-être physique, mental et social et ne consistant pas seulement en une absence de maladie ou d'infirmité ».

Santé publique France : c'est l'agence nationale de santé publique dont la mission est d'améliorer et de protéger la santé des populations. Elle regroupe l'ensemble des compétences de la veille et de la surveillance à la prévention en passant par l'intervention et l'alerte.

SRAS : syndrome respiratoire aigu sévère. Nom donné à la pandémie de 2003 liée à un coronavirus de la chauve-souris appelé SARS-CoV1, pour le distinguer du SARS-CoV-2, coronavirus à l'origine de la pandémie de Covid de 2020.

Technique de criblage : technique virologique qui permet d'identifier rapidement les mutations qui caractérisent un variant du SARS-CoV-2 par PCR. Elle a été très utile pour suivre en temps réel l'arrivée des nouveaux variants en France.

Tester-tracer-isoler ou *contact tracing* : stratégie consistant à identifier rapidement les personnes infectées et leurs contacts pour les isoler avant qu'elles ne transmettent leur infection et, ainsi, rompre les chaînes de contamination et stopper l'épidémie.

Notes

I. Pandémies, science et sociétés

1. Richard Van Noorden, « Major study errs on covid deaths », *Nature*, vol. 606, 9 juin 2022, p. 242-244.
2. Organisation mondiale de la santé, « Les 10 principales causes de mortalité dans les économies à revenus élevés » : https ://www.who.int/fr/news-room/fact-sheets/detail/the-top-10-causes-of-death
3. William Stewart, 1967 : « The time has come to close the book on infectious diseases. We have basically wiped out infection in the US. »
4. Haut Comité de la santé publique, rapport « Infections virales aiguës, importées, hautement contagieuses, et leur prise en charge », décembre 2001 : https ://www.vie-publique.fr/sites/default/files/rapport/pdf/024000003.pdf
5. Organisation mondiale de la santé, « Un avenir plus sûr. Rapport sur la santé dans le monde 2007. La sécurité sanitaire mondiale au XXIe siècle » : https://apps.who.int/iris/bitstream/handle/10665/43726/9789242563443_fre.pdf?sequence=1&isAllowed=y
6. *Ibid.*
7. *Ibid.*
8. Institut de veille sanitaire, introduction du rapport « Syndrome respiratoire aigu sévère. L'épidémie de Sras en 2003 en France », 2004 : https ://www.santepubliquefrance.fr/maladies-et-traumatismes/maladies-et-infections-respiratoires/infection-a-coronavirus/documents/rapport-synthese/syndrome-respiratoire-aigu-severe.-l-epidemie-de-sras-en-2003-en-france.-rapport-sur-la-gestion-epidemiologique-du-sras-par-l-invs
9. 8 096 cas et 773 décès, chiffres cités dans le rapport commandé par l'OMS à un comité indépendant : The Independent Panel for Pandemic Preparedness and Response, « COVID-19 : Make it the Last Pandemic », 2021, p. 15 : https ://theindependentpanel.org/wp-content/uploads/2021/05/COVID-19-Make-it-the-Last-Pandemic_final.pdf

10. *Ibid.*, p. 17.
11. Jeffery K. Taubenberger et David M. Morens, « 1918 Influenza : The mother of all pandemics », *Emerg Infect Dis*, vol. 12, n° 1, janv. 2006, p. 15-22.
12. Marcus R. Keogh-Brown et Richard D. Smith, « The economic impact of SARS : How does the reality match the predictions ? », *Health Policy*, vol. 88, n° 1, oct. 2008, p. 110-120.
13. Kathleen A. Alexander *et al.*, « What factors might have led to the emergence of Ebola in West Africa ? », *PLoS Negl Trop Dis*, vol. 9, n° 6, 4 juin 2015.
14. Gilles Pison et France Meslé, « France 2020 : 68 000 décès supplémentaires imputables à l'épidémie de Covid-19 », *Populations & Sociétés, bulletin mensuel d'information de l'Institut national d'études démographiques*, n° 587, mars 2021.
15. Jeffery K. Taubenberger et David M. Morens, « 1918 Influenza : The mother of all pandemics », art. cité.
16. https ://www.nhs.uk/conditions/sars
17. European Centre for Disease Prevention and Control, « Epidemiological update : Monkeypox multi-country outbreak », 31 mai 2022 : https ://www.ecdc.europa.eu/en/news-events/epidemiological-update-monkeypox-multi-country-outbreak-0
18. Joana Isidro *et al.*, « Phylogenomic characterization and signs of microevolution in the 2022 multi-country outbreak of monkeypox virus », *Nature Medicine*, 24 juin 2022.
19. OMS, « Un avenir plus sûr », rapport cité.
20. Stephen S. Morse *et al.*, « Prediction and prevention of the next pandemic zoonosis », *Lancet*, vol. 380, 1er décembre 2012, p. 1956-1965.
21. House of Commons, « Coronavirus : lessons learned to date. Sixth Report of the Health and Social Care Committee and Third Report of the Science and Technology Committee of Session 2021-22 », p. 17 : https ://committees.parliament.uk/publications/7496/documents/78687/default/
22. Tyler N. Starr, « ACE2 binding is an ancestral and evolvable trait of sarbecoviruses », *Nature*, vol. 603, mars 2022, p. 913-918.
23. David M. Morens, Jeffery K. Taubenberger et Anthony S. Fauci, « Universal coronavirus vaccines – An urgent need », *N Engl J Med*, vol. 386, 27 janvier 2022, p. 297-299.
24. Jon Cohen, « Looking for trouble », *Science*, vol. 376, n° 6590, 15 avril 2022.
25. *Ibid.*
26. CDC, « 1918 Pandemic Influenza : Three Waves » : https ://www.cdc.gov/flu/pandemic-resources/1918-commemoration/three-waves.htm
27. Freddy Vinet, *La Grande Grippe. 1918, la pire épidémie du siècle*, Vendémiaire, 2018.
28. Jeffery K. Taubenberger et David M. Morens, « 1918 Influenza : The mother of all pandemics », art. cité.
29. *Ibid.*

30. *Ibid.*
31. *Ibid*
32. Institut Pasteur, « Modélisation COVID-19 » : https ://modelisation-covid19.pasteur.fr
33. Tom Jefferson et Carl Heneghan, « Covid 19 – Epidemic 'Waves' », The Centre for Evidence-Based Medicine, 30 avril 2020 : https ://www.cebm.net/covid-19/covid-19-epidemic-waves/
34. Hannah Devlin, « "The way it's playing out is unexpected" : UK faces up to changing waves of Covid », *The Guardian*, 17 juillet 2022.
35. Michael Ganslmeier, Davide Furceri et Jonathan D. Ostry, « The impact of weather on COVID-19 pandemic », *Sci Rep*, vol. 11, 22027, 2021.
36. Cassandra Willyard, « What the Omicron wave is revealing about human immunity », *Nature*, 2 février 2022.
37. Jeffery K. Taubenberger et David M. Morens, « 1918 Influenza : The mother of all pandemics », art. cité.
38. Cassandra. Willyard, « What the Omicron wave is revealing about human immunity », *op. cit.*
39. Kai Kupferschmidt, « Evolving Threat : New variants have changed the face of the pandemic. What will the virus do next ? », *Science*, 19 août 2021.
40. House of Commons, « Coronavirus : lessons learned to date », *op. cit.*, p. 43.
41. Elisabeth Rosenthal, « On the front : A pandemic is worrisome but "unlikely" », *The New York Times*, 28 mars 2006.
42. Anne-Claude Crémieux, *Gouverner l'imprévisible. Pandémie grippale, SRAS, crises sanitaires*, EM Inter, 2009.
43. House of Commons, « Coronavirus : lessons learned to date », *op. cit.*, p. 44. Chris Whitty, ministre de la Santé, explique que ses conseils étaient fondés sur « l'observation de ce qui se passait ». Et il ajoute : « Parfois les modèles simples valent mieux qu'un modèle compliqué qui cherche à tout intégrer. »
44. Darwyn Kobasa *et al.*, « Enhanced virulence of influenza : A viruses with the haemagglutinin of the 1918 pandemic virus », *Nature*, vol. 431, n° 7009, 7 octobre 2004, p. 703-707.
45. Sander Herfst *et al.*, « Airborne transmission of influenza A/H5N1 virus between ferrets », *Science*, vol. 336, n° 6088, 22 juin 2012, p. 1534-1541.
46. Vineet D. Menachery *et al.*, « A SARS-like cluster of circulating bat coronaviruses shows potential for human emergence », *Nat Med*, vol. 21, n° 12, déc. 2015, p. 1508-1513.
47. A. D. Langmuir, J. M. Andrews, « Biological warfare defense. 2. The Epidemic Intelligence Service of the Communicable Disease Center », *Am J Public Health Nations Health*, vol. 42, n° 3, mars 1952, p. 235-238.
48. Department of Justice, Office of Public Affairs, « Justice Department and FBI announce formal conclusion of investigation into 2001 Anthrax attacks », 19 février 2010.

49. Edward C. Holmes, « The Origins of SARS-CoV-2 : A critical review », *Cell.*, vol. 184, n° 19, 16 septembre 2021, p. 4848-4856.
50. National Institutes of Health, « New clues to Delta variant's spread in studies of virus-like particles », NIH Director's Blog, 18 novembre 2021.
51. « Omicron's molecular structure could help explain its global takeover », *Nature*, 3 février 2022.
52. Jeffery K. Taubenberger et David M. Morens, « 1918 Influenza : The mother of all pandemics », art. cité.
53. David L. Heymann, R. Bruce Aylward et Christopher Wolff, « Dangerous pathogens in the laboratory : from smallpox to today's SARS setbacks and tomorrow's polio-free world », *Lancet*, vol. 363, n° 9421, 15 mai 2004, p. 1566-1568.
54. *Ibid.*
55. Edward C. Holmes, « The Origins of SARS-CoV-2 : A critical review », *op. cit.*
56. Michael Worobey « Dissecting the early COVID-19 cases in Wuhan », *Science*, vol. 374, n° 6572, 18 novembre 2021, p. 1202-1204.
57. « Dr George Fu Gao, de l'Académie chinoise des sciences : "Ce coronavirus est très très spécial" », *Sciences et Avenir-La Recherche*, 16 octobre 2020.
58. David M. Morens, Jeffery K. Taubenberger et Anthony S. Fauci, « Universal coronavirus vaccines – An urgent need », art. cité.
59. Ben Hu *et al.*, « Discovery of a rich gene pool of bat SARS-related coronaviruses provides new insights into the origin of SARS coronavirus », *PLoS Pathog*, vol. 13, n° 11, 30 novembre 2017, e1006698.

II. Gouverner l'imprévisible

1. Déclaration du ministre de la Santé lors de la Mission d'information sur la crise sanitaire et sociale déclenchée par la canicule à Paris, le 12 septembre 2003.
2. OMS, « Un avenir plus sûr », rapport cit., p. 20.
3. *Ibid.*
4. Direction générale de la santé, ministère chargé de la Santé, *Plan de lutte contre une pandémie grippale*, 2005 : http ://www.grog.org/documents/pandemiegrippale_plan.pdf
5. Peter Doshi, « The elusive definition of pandemic influenza », *Bull World Health Organ*, vol. 89, 1er juillet 2011, p. 532-538.
6. Sheri Fink, « Cuts at W.H.O. hurt response to Ebola crisis », *The New York Times*, 3 septembre 2014.
7. Alexander S. Kekulé, « Learning from Ebola virus : How to prevent future epidemics », *Viruses*, vol. 7, n° 7, 9 juillet 2015, p. 3789-3797.
8. Bill Gates, « The next epidemic — Lessons from Ebola », *N Engl J Med*, vol. 372, 9 avril 2015, p. 1381-1384.
9. Banque mondiale, « Face à la pandémie de coronavirus, les pays africains appliquent les leçons de la lutte contre Ebola », 3 avril 2020.

10. House of Commons, « Coronavirus : lessons learned to date », *op. cit.*, p. 18.
11. News Wires, « Pandemic review panel criticises China, WHO for acting too slowly on Covid-19 », 19 janvier 2021.
12. Sénat, Rapport fait au nom de la commission d'enquête pour l'évaluation des politiques publiques face aux grandes pandémies à la lumière de la crise sanitaire de la Covid-19 et de sa gestion, décembre 2020 : http ://www.senat.fr/notice-rapport/2020/r20-199-1-notice.html
13. House of Commons, « Coronavirus : lessons learned to date », *op. cit.*
14. Kai Kufperschmidt et Jon Cohen, « Can China's COVID-19 strategy work elsewhere ? », *Science*, vol. 367, n° 6482, 6 mars 2020, p. 1061-1062.
15. House of Commons, « Coronavirus : lessons learned to date », *op. cit.*, p. 9 : « The UK's pandemic planning was too narrowly and inflexibly based on a flu model which failed to learn the lessons from SARS, MERS and Ebola. »
16. *Ibid.* : « That said, it is the nature of preparing to face future risks that there will be much that must be unknown about them. Perfect foresight, and therefore a perfect response, is not available. »
17. Assemblée nationale, Rapport de la Commission d'enquête sur les conséquences sanitaires et sociales de la canicule, 2004, p. 13.
18. « Cas de pneumonies associées à un nouveau coronavirus (2019-nCov) à Wuhan, en Chine », point de situation, 3 février 2020.
19. Eurosurveillance, « First cases of coronavirus disease 2019 (COVID-19) in France : surveillance, investigations and control measures, january 2020 », 13 février 2020.
20. Reid Wilson, « Top CDC official warns New York's coronavirus outbreak is just a preview », *The Hill*, 26 mars 2020.
21. Index ayant classé en 2009 les pays en fonction de leur préparation aux risques biologiques et aux épidémies.
22. « Trump called the coronavirus "deadly" in private while minimizing its risks in public, book reveals », *The New York Times*, 9 septembre 2020.
23. CDC Online Newsroom, « CDC confirms possible instance of community spread of COVID-19 in U.S. ».
24. Janice H. Tanne, « Covid-19 Trump says America risk is very low », *BMJ*, vol. 368, 27 février 2020.
25. Freddy Vinet, *La Grande Grippe*, *op. cit.*, p. 113.
26. Committee of the BSE Inquiry, The BSE Inquiry Report, 2000.
27. Archie Campbell, « The SARS Commission – Spring of fear. Final report », 2006.
28. Paul Benkimoun *et al.* « Confinement : les vingt jours où tout a basculé au sommet de l'État », *Le Monde*, 20 mars 2020.
29. « Trump called the coronavirus "deadly" in private while minimizing its risks in public, book reveals », art. cité.
30. *Ibid.*
31. « Olivier Véran : "Le coronavirus circule sur notre territoire et nous devons freiner sa diffusion" », *Le Monde*, 29 février 2020.

32. National Center for Immunization and Respiratory Diseases (U.S.). Division of Viral Diseases, « Community mitigation guidance for COVID-19 response in the United States », CDC, 27 février 2020.
33. Tom Moberly, « Covid-19 : School closure and bans on mass gatherings will need to be considered, says England's CMO », *BMJ*, vol. 368, 2020.
34. Le CS parle d'affection bénigne dans 80 % des formes symptomatiques, de 15 % de formes sévères et de 5 % de formes critiques nécessitant un passage en réanimation, Conseil scientifique Covid-19, avis du 12 mars 2020 : https ://www.vie-publique.fr/sites/default/files/rapport/pdf/avis_conseil_scientifique_12_mars_2020.pdf
35. Alexandre Lemarié, « Emmanuel Macron et le Covid-19 : comment la crise sanitaire s'est transformée en arme politique », *Le Monde*, 15 février 2022.
36. House of Commons, « Coronavirus : lessons learned to date », *op. cit.*, p. 41.
37. Conseil scientifique Covid-19, avis du 12 mars 2020, *op. cit.*
38. Tribune intitulée « Masqués mais en liberté ! », dans laquelle plusieurs médecins appellent les Français au respect des gestes barrières pour « éviter un nouveau reconfinement », *Le Parisien*, 11 juillet 2020.
39. « Le ministre de la Santé Olivier Véran au *JDD* : "Il n'y a eu aucun retard" », 28 mars 2020.
40. Peter M. Sandman et Jody Lanard, « Risk communication recommendations for infectious disease outbreaks », octobre 2003 : http ://www.psandman.com/articles/who-srac.htm
41. « Anne-Claude Crémieux, infectiologue : "Minimiser pour rassurer rompt la confiance avec le citoyen" », *Le Vif*, 7 mai 2020.
42. Philippe Aghion, *Repenser la croissance économique*, Collège de France/Fayard, 2016.

III. La relation complexe entre les politiques et les scientifiques

1. House of Commons, « Coronavirus: lessons learned to date », *op. cit.*
2. Roy M. Anderson *et al.*, « How will country-based mitigation measures influence the course of the COVID-19 epidemic ? », *Lancet*, vol. 395, n° 10228, 21 mars 2020, p. 931-934.
3. Martin C. J. Bootsma and Neil M. Ferguson, « Effect of public health intervention on 1918 influenza pandemic in the US cities », *PNAS*, vol. 104, n° 18, 1er mai 2007, p. 7588-7593.
4. Plan national de prévention et de lutte « Pandémie grippale », n° 850/SGDSN/PSE/PSN, octobre 2011.
5. Roy M. Anderson *et al.*, « How will country-based mitigation measures influence the course of the COVID-19 epidemic ? », art. cité.
6. Neil M. Ferguson *et al.*, « Report 9 – Impact of non-pharmaceutical interventions (NPIs) to reduce COVID-19 mortality and healthcare demand », Imperial College London, 16 mars 2020.

7. House of Commons, « Coronavirus : lessons learned to date », *op. cit.*, p. 38.
8. « Le Conseil scientifique a été questionné sur un éventuel report des élections. Il a souligné que cette décision, éminemment politique, ne pouvait lui incomber », écrit le CS dans son avis daté du 12 mars, mais rendu public le 17 mars.
9. House of Commons, « Coronavirus: lessons learned to date », *op. cit.*
10. Olivier Faye et Alexandre Lemarié, « Entre le conseil scientifique et l'exécutif, une relation aigre-douce », *Le Monde*, 14 mai 2020.
11. France Info, « Covid-19 : il est possible que la France ne soit "jamais reconfinée" selon Olivier Véran », 9 février 2021.
12. Gary Dagorn et Chloé Hecketsweiler, « Covid-19 : les raccourcis de l'exécutif sur les modélisations de l'épidémie », *Le Monde*, 30 mars 2021.
13. Dominique Costagliola, « La probabilité d'éviter une nouvelle saturation de l'hôpital est faible, propos recueillis par Chloé Hecketsweiler et Nathaniel Herzberg », *Le Monde*, 5 mai 2021.
14. Conseil scientifique, avis du 6 juillet 2021, p. 2.
15. Delphine Roucaute et Camille Stromboni, « Pour contenir l'épidémie de Covid-19, le gouvernement fait le pari d'une vaccination de plus en plus rapide », *Le Monde*, 5 mars 2021.
16. Chris Whitty dans House of Commons, « Coronavirus : lessons learned to date », *op. cit.*, p. 44.
17. Lazar Berman et Times of Israel Staff, « Bennett s'en prend aux experts sur l'approche COVID », *The Times of Israel*, 28 septembre 2021.
18. Sénat, Rapport fait au nom de la commission d'enquête pour l'évaluation des politiques publiques face aux grandes pandémies à la lumière de la crise sanitaire de la Covid-19 et de sa gestion, *op. cit.*, p. 337.
19. Conseil scientifique, avis du 8 juillet 2021 : 33 % de la population française est doublement vaccinée et il reste encore 20 % des plus de 60 ans non vaccinés.
20. Melinda C. Mills et Tobias Rüttenauer, « The effect of mandatory COVID-19 certificates on vaccine uptake : synthetic control modelling of six countries », *Lancet Public Health*, vol. 7, n° 1, 1er janvier 2022, p. 15-22.
21. Lazar Berman et Times of Israel Staff, « Bennett s'en prend aux experts sur l'approche COVID », art. cité.
22. Philip R. Krause *et al.* « Considerations in boosting COVID-19 vaccine immune responses », *Lancet*, vol. 398, n° 10308, 9 octobre 2021, p. 1377-1380.
23. Noah Weiland et Sharon LaFraniere, « Two top F.D.A. vaccine regulators set to depart during key period », *The New York Times*, 1er septembre 2021.
24. House of Commons, « Coronavirus : lessons learned to date », *op. cit.*
25. Chloé Hecketsweiler et David Larousserie, « Covid-19 : pourquoi il est de plus en plus difficile de modéliser l'évolution de l'épidémie », *Le Monde*, 12 octobre 2021.

26. Alessio Adronico *et al.*, « Evaluating the impact of curfews and other measures on SARS-CoV-2 transmission in French Guiana », *Nature Communications*, vol. 12, nº 1634, 12 mars 2021.
27. Government Office for Science et sir Patrick Vallance, « It's not true COVID-19 modellers look only at worst outcomes », *The Times*, 24 décembre 2021.
28. Maison Blanche, « Press Briefing by White House COVID-19 Response Team and Public Health Officials », 30 novembre 2021.
29. Erica Werner *et al.*, « Coronavirus's spread in the U.S. is "inevitable", CDC warns », *The Washington Post*, 28 février 2020.
30. Déclaration du 10 février 2020.
31. Journaliste du *Washington Post* qui avait révélé le scandale du Watergate ; « Trump called the coronavirus "deadly" in private while minimizing its risks in public, book reveals », art. cité.
32. France Info, « Coronavirus : masque ou pas masque ? Comment Donald Trump a changé d'avis sur la question en cinq dates », 23 juillet 2020.
33. Goldman Sachs Research, « Face Masks and GDP », 29 juin 2020.
34. Michael Crowley, « Trump Complains : "Nobody likes me," abruptly ends coronavirus briefing », *The New York Times*, 29 juillet 2020.
35. Janice H. Tanne, « Covid-19 : Trump shifts tone by endorsing masks and admitting US situation will worsen », *BMJ*, 24 juillet 2020.
36. Jonathan Wolfe et Lara Takenaga, « Coronavirus briefing : What happened today. The great mask melee », *The New York Times*, 17 juillet 2020.
37. Adam M. Leventhal, « Association of political party affiliation with physical distancing among young adults during the COVID-19 pandemic », *JAMA Intern Med.*, vol. 181, nº 3, 1er mars 2021, p. 399-403.
38. Jonathan Wolfe et Lara Takenaga, « Coronavirus briefing : What happened today. Northeast under control », *The New York Times*, 22 juillet 2022.
39. Sonja A. Rasmussen et Denise J. Jamieson, « Public health decision making during Covid-19 : Fulfilling the CDC pledge to the American people », *N Engl J Med*, vol. 383, 3 septembre 2020, p. 901-903.
40. Noah Weiland, « Here's how the Trump administration crushed the C.D.C., according to two who were there », *The New York Times*, 16 décembre 2020.
41. « A letter from more than 1,000 current and former "disease detectives" decries the politicization of the C.D.C. », *The New York Times*, 17 octobre 2020.
42. Janice H. Tanne « Covid-19 : CDC says vaccine is coming before November US election », *BMJ*, vol. 370, 4 septembre 2020.
43. Jon Cohen, « Calm down about political "mischief" around COVID-19 vaccines, scientists say », *Science*, 7 octobre 2020.
44. MedicalXpress, « Delta variant reignites US mask debate », 11 août 2021.
45. « A new poll shows most voters think Trump did a bad job on the virus

and doubt he can help the country recover », *The New York Times*, 10 septembre 2020.
46. Michael D. Shear, « Birx testifies that Trump's White House failed to take steps to prevent more virus death », *The New York Times*, 27 octobre 2021.
47. Wellcome Global Monitor, « How Covid-19 affected people's lives and their views about science », 2020.

IV. Le débat scientifique : contradictions et progrès

1. « Confused by Covid science ? It's not just you », *The New York Times*, 25 août 2021.
2. Direction générale de la santé, ministère chargé de la Santé, *Plan de lutte contre une pandémie grippale*, *op. cit.*
3. Académie nationale de médecine, « Masques et Covid-19 », communiqué de presse du 22 mars 2020.
4. Sénat, Rapport fait au nom de la commission d'enquête pour l'évaluation des politiques publiques face aux grandes pandémies à la lumière de la crise sanitaire de la Covid-19 et de sa gestion, *op. cit.*, p. 77.
5. David S. Jones et Scott H. Podolsky, « Mask wars », *N Engl J Med*, vol. 385, 2021, p. 1159-1161.
6. Global Health Security Index, « Advancing collective action and accountability amid global crisis », 2021, p. 15.
7. Conférence de presse de Jérôme Salomon, 18 mars 2020.
8. Peter M. Sandman et Jody Lanard, « Risk communication recommendations for infectious disease outbreaks », art. cité.
9. Shuo Feng *et al.*, « Rational use of face mask in the Covid-19 pandemic », *Lancet Respiratory Medicine*, vol. 8, n° 5, 1er mai 2020, p. 434-436.
10. ECDC, « Guidelines for the use of non-pharmaceutical measures to delay and mitigate the impact of 2019-nCoV », février 2020.
11. House of Commons, « Coronavirus : lessons learned to date », *op. cit.*, p. 333.
12. Shuo Feng *et al.*, « Rational use of face mask in the Covid-19 pandemic », *op. cit.*
13. Leah F. Moriarty *et al.*, « Public health responses to COVID-19 outbreaks on cruise ships — Worldwide, February-March 2020 », *Morbidity and Mortality Weekly Report*, CDC, vol. 69, n° 12, 27 mars 2020, p. 347-352.
14. Jon Cohen, « Not wearing masks to protect against coronavirus is a "big mistake", top Chinese scientist says », *Science*, 27 mars 2020.
15. Ye Shen *et al.*, « Community outbreak investigation of SARS-CoV-2 transmission among bus riders in Eastern China », *JAMA Intern Med*, vol. 180, n° 12, 1er décembre 2020, p. 1665-1671.
16. Anthea L. Katelaris, « Early release evidence for airborne transmission of SARS-CoV-2 during church singing, Australia, 2020 », *Emerging Infectious Diseases journal*, vol 27, n° 6, juin 2021, p. 1677-1680.

17. Nick Eichler *et al.*, « Transmission of severe acute respiratory syndrome Coronavirus 2 during border quarantine and air travel, New Zealand (Aotearoa), *Emerging Infectious Diseases Journal*, vol. 27, nº 5, 20 mars 2021, p. 1274-1278.
18. Nancy H.L. Leung *et al.*, « Respiratory virus shedding in exhaled breath and efficacy of face masks », *Nat Med*, vol. 26, nº 5, 2020, p. 676-680.
19. John T. Brooks et Jay C. Butler, « Effectiveness of Mask Wearing to Control Community Spread of SARS-CoV-2 », *JAMA*, vol. 325, nº 10, 2021, p. 998-999.
20. CDC, « Masks protect you and me », 7 janvier 2021.
21. Lidia Morawska et Junji Cao, « Airborne transmission of SARS-CoV-2 : The world should face the reality », *Environ Int*, vol. 139, juin 2020, 105730.
22. Assma Maad et Gary Dagorn, « Didier Pittet et la transmission du Covid-19 par aérosols : une position à rebours du consensus scientifique », *Le Monde*, 21 mai 2021.
23. Académie de médecine, « Pandémie de Covid-19 : mesures barrières renforcées pendant le confinement et en phase de sortie de confinement », communiqué de presse du 2 avril 2020.
24. Notamment par un communiqué sur le site du gouvernement le 27 avril 2020.
25. CDC, « Strategies for optimizing the supply of facemasks », 4 avril 2020.
26. ECDC, « COVID-19 using face masks in the community », 8 avril 2020.
27. The Independent Panel for Pandemic Preparedness and Response, « COVID-19 : Make it the Last Pandemic », *op. cit.*
28. House of Commons, « Coronavirus : lessons learned to date », *op. cit.*
29. *Le Monde* avec AP, AFP et Reuters, « Covid-19 : l'OMS redoute 700 000 morts supplémentaires en Europe d'ici au printemps », 23 novembre 2021.
30. Jeremy Howard et al., « An evidence review of face masks against COVID-19 », *Proc Natl Acad Sci USA*, vol. 118, nº 4, 26 janvier 2021, e2014564118.
31. Jackson S. Turner *et al.*, « SARS-CoV-2 mRNA vaccines induce persistent human germinal centre responses », *Nature*, vol. 596, nº 7870, 2021, p. 109-113.
32. Wellcome Global Monitor, « How Covid-19 affected people's lives and their views about science », novembre 2021.
33. Yann Algan *et al.*, « Trust in scientists in times of pandemic : Panel evidence from 12 countries », *Proc Natl Acad*, vol. 118, nº 40, 5 octobre 2021.
34. *Ibid.*
35. Kai Kupferschmidt, « The pandemic turned them into celebrities. Now, scientists are grappling with new power–and internet hate », *Science*, 27 octobre 2021.

V. Arrêter une épidémie

1. OMS, « Un avenir plus sûr », rapport cité.
2. *Ibid.*
3. Élodie Lepage, « Pour réussir le déconfinement, il faut tester dès maintenant », interview d'Anne-Claude Crémieux, *L'Obs*, 22 avril 2020.
4. Cordelia E.M. Coltart, « The Ebola outbreak, 2013-2016 : Old lessons for new epidemics », *Philos Trans R Soc Lond B Biol Sci*, vol. 372, n° 1721, 26 mai 2017.
5. Amber Hildebrandt, « Ebola outbreak : Why Liberia's quarantine in West Point slum will fail », CBC News, 25 août 2004.
6. Eugenia Tognotti, « Past the virus – Containing pandemics throughout history », Institut Montaigne, 29 juin 2021.
7. Dyani Lewis, « Why many countries failed at COVID contact-tracing – but some got it right », *Nature*, 14 décembre 2020.
8. *Ibid.*
9. Anne-Claude Crémieux, *Gouverner l'imprévisible, op. cit.*, p. 22.
10. Élodie Lepage, « Pour réussir le déconfinement, il faut tester dès maintenant », art. cité.
11. Interview dans *Le Parisien* du 28 avril 2022.
12. Nathaniel Herzberg, « Coronavirus : qui ont été les contaminés du confinement », *Le Monde*, 12 mai 2020.
13. Richard Vize, « How the erosion of our public health system hobbled England's Covid-19 response », *BMJ*, vol. 369, 2020.
14. Propos que j'avais tenus sur le plateau de *C dans l'air* le 9 juillet 2021.
15. Thomas R. Frieden et Christopher T. Lee, « Identifying and interrupting superspreading events—Implications for control of severe acute respiratory syndrome coronavirus 2 », *Emerg Infect Dis*, vol. 26, n° 6, juin 2020, p. 1059-1066. Et Mirjam E. Kretzschmar *et al.*, « Impact of delays on effectiveness of contact tracing strategies for COVID-19 : a modelling study », *Lancet Public Health*, vol. 5, n° 8, p. 452-459, août 2020
16. House of Commons, « Coronavirus : lessons learned to date », *op. cit.*, p. 62.
17. PHE a été remplacé par deux entités dans le Department of Health and Social Care : la UK Health Security Agency qui s'occupe des menaces notamment liées aux risques infectieux et qui recouvre la surveillance génomique et les capacités de tester-tracer ; et l'Office for Health Promotion pour la prévention.
18. House of Commons, « Coronavirus : lessons learned to date », *op. cit.*, p. 82.
19. Renaud Piarroux, « Coronavirus : "Il faut cartographier les cas de porteurs du virus et renforcer la surveillance là où existent des clusters" », *Le Monde*, 9 avril 2021.
20. Mission d'information de la conférence des présidents sur l'impact, la gestion et les conséquences dans toutes ses dimensions de l'épidémie de Coronavirus-Covid 19, audition de Xavier Bertrand, 2 juillet 2020.

21. Joshua M. Sharfstein, Scott J. Becker et Michelle M. Mello, « Diagnostic testing for the novel coronavirus », *JAMA*, vol. 323, n° 15, 21 avril 2020, p. 1437-1438.
22. House of Commons, « Coronavirus : lessons learned to date », *op. cit.*, p. 65.
23. Alexandre Lemarié et Olivier Faye, « Covid-19 : face au risque de rejet, Macron refuse d'imposer des mesures trop contraignantes », *Le Monde*, 16 septembre 2020.
24. Cécile Amar *et al.*, « "Il n'y a pas le choix, il faut reconfiner" : histoire secrète d'une décision dont personne ne voulait », *L'Obs*, 2 novembre 2020.
25. Sarah L. Dalglish, « COVID-19 gives the lie to global health expertise », *Lancet*, vol. 395, n° 10231, 11 avril 2020, p. 1189.
26. Dyani Lewis, « Why many countries failed at COVID contact-tracing – but some got it right », art. cité.
27. Amber Hildebrandt, « Ebola outbreak : Why Liberia's quarantine in West Point slum will fail », art. cité.
28. Dyani Lewis, « Why many countries failed at COVID contact-tracing – but some got it right », art. cité.
29. House of Commons, « Coronavirus : lessons learned to date », *op. cit.*, p. 64.
30. Michelle Kendall *et al.*, « Epidemiological changes on the Isle of Wight after the launch of the NHS Test and Trace programme : a preliminary analysis », *Lancet Digit Health*, vol. 2, n° 12, décembre 2020, p. 658-666.
31. Chandini R. MacIntyre, « Case isolation, contact tracing, and physical distancing are pillars of COVID-19 pandemic control, not optional choices », *Lancet Infect Dis*, vol. 20, n° 10, 16 juin 2020, p. 1105-1106.
32. Jon Cohen et Kai Kupferschmidt, « Countries test tactics in "war" against COVID-19 », *Science*, vol. 67, n° 6484, 20 mars 2020.
33. Louise E. Smith, « Adherence to the test, trace and isolate system : results from a time series of 37 nationally representative surveys », *BMJ*, vol. 372, 2021.
34. James O'Connell et Derek O'Keeffe, « Contact tracing for Covid-19—A digital inoculation against future pandemics », *N Engl J Med*, vol. 385, 2021, p. 484-487.
35. Chris Wymant *et al.*, « The epidemiological impact of the NHS COVID-19 app », *Nature*, vol. 594, 2021, p. 408-412.
36. Lena H. Sun, Dan Diamond et Fenit Nirappil, « Biden monkeypox response mirrors early coronavirus missteps », *The Washington Post*, 23 juin 2022.
37. Benjamin J. Cowling *et al.*, « Impact assessment of non-pharmaceutical interventions against coronavirus disease 2019 and influenza in Hong Kong : an observational study », *Lancet Public Health*, vol. 5, n° 5, mai 2020, p. 279-288.
38. Michael Baker *et al.*, « New Zealand's elimination strategy for the COVID-19 pandemic and what is required to make it work », *N Z Med J*, vol. 133, n° 1512, 3 avril 2020, p. 10-14.

39. Jon Cohen et Kai Kupferschmidt, « Countries test tactics in "war" against COVID-19 », art. cité.
40. Melissa A. McLeod, « Protective effect of maritime quarantine in South Pacific jurisdictions, 1918-19 influenza pandemic », *Emerg Infect Dis*, vol. 14, n° 3, mars 2008, p. 468-470.
41. Note de l'éditeur, « Successful elimination of Covid-19 transmission in New Zealand », *N Engl J Med*, vol. 383, 20 août 2020.
42. Dennis Normile, « New Zealand suspects "some failure at the border" after COVID-19 returns », *Science*, 12 août 2020.
43. Miquel Oliu-Barton *et al.*, « SARS-CoV-2 elimination, not mitigation, creates best outcomes for health, the economy, and civil liberties », *Lancet*, vol. 397, n° 10291, 12 juin 2021, p. 2234-2236.
44. Michael G. Baker, Nick Wilson et Tony Blakely, « Elimination could be the optimal response strategy for Covid-19 and other emerging pandemic diseases », *BMJ*, vol. 371, 22 décembre 2020.
45. Motoko Rich, Livia Albeck-Ripka et Makiko Inoue, « These countries did well with Covid. So why are they slow on vaccines », *The New York Times*, 17 avril 2021.
46. Ainsi que je l'ai déclaré sur le plateau de *C dans l'air* « zéro Covid » le 24 juillet 2021.
47. MedicalXpress, « New Zealand's Ardern defends virus elimination policy », 26 août 2021.
48. Covid Tracker, 19 décembre 2021.
49. Dennis Normile, « China quietly plans a pivot from "zero COVID" », *Science*, 1er mars 2022.
50. Dallas J. Smith *et al.*, « COVID-19 Mortality and Vaccine Coverage – Hong Kong Special Administrative Region, China, January 6, 2022-March 21, 2022 », *MMWR Morb Mortal Wkly Rep*, vol. 71, n° 15, 15 avril 2022, p. 545-548.
51. Yuan Zhang *et al.*, « On coexistence with COVID-19 : Estimations and perspectives », *China CDC Wkly*, vol. 3, n° 50, 3 décembre 2021, p. 1057-1061.
52. Luke Taylor, « Covid-19 : Hong Kong reports world's highest death rate as zero Covid strategy fails », *BMJ*, vol. 376, 17 mars 2022.
53. *Ibid.*
54. Dennis Normile, « China quietly plans a pivot from "zero COVID" », art. cité.
55. *The New York Times*, « As China confronts a surge, Xi urges officials to control Covid "with the smallest cost" », 17 mars 2022.
56. Madeleine Bruder, « Xi Jinping's renewed commitment to zero-Covid rattles markets in China », WorldNews Era, 6 mai 2022.
57. Simon Leplâtre, « La Chine envisage de combiner les doses de ses vaccins pour pallier leur faible efficacité », *Le Monde*, 12 avril 2021.
58. Alexandra Stevenson, « Why China doesn't have an mRNA vaccine for Covid », *The New York Times*, 18 février 2022.

59. Lianpan Dai *et al.*, « Efficacy and safety of the RBD-Dimer-based Covid-19 vaccine ZF2001 in adults », *N Engl J Med*, vol. 386, n° 22, 2 juin 2022, p. 2097-2111.
60. Vivian Wang, « Beijing introduces a local vaccine pass and urges older people to get immunized », *The New York Times*, 7 juillet 2022.
61. Xin Zhao *et al.*, « Omicron SARS-CoV-2 neutralization from inactivated and ZF2001 vaccines », *N Engl J Med*, vol. 387, 7 juillet 2022, p. 277-280.
62. OMS, « Non-pharmaceutical public health measures for mitigating the risk and impact of epidemic and pandemic influenza », 19 septembre 2019.
63. ECDC, « Guidelines for the use of non-pharmaceutical measures to delay and mitigate the impact of 2019-nCoV », *op. cit.*
64. Neil M. Ferguson *et al.*, « Strategies for mitigating an influenza pandemic », *Nature*, 26 avril 2006, vol. 442, p. 448-452.
65. OMS, « Updated WHO recommendations for international traffic in relation to COVID-19 outbreak », 29 février 2020.
66. Smriti Mallapaty, « What the data say about border closures and Covid spread », *Nature*, vol. 589, 14 janvier 2021.
67. Matteo Chinazzi *et al.*, « The effect of travel restrictions on the spread of the 2019 novel coronavirus (COVID-19) outbreak », *Science*, vol. 368, n° 6489, 24 avril 2020, p. 395-400.
68. Karen A. Grépin *et al.*, « Evidence of the effectiveness of travel-related measures during the early phase of the COVID-19 pandemic : a rapid systematic review », *BMJ Glob Health*, vol. 6, n° 3, mars 2021, e004537.
69. Smriti Mallapaty, « What the data say about border closures and Covid spread », art. cité.
70. Benjamin J. Cowling *et al.*, « Impact assessment of non-pharmaceutical interventions against coronavirus disease 2019 and influenza in Hong Kong : an observational study », art. cité.
71. John E. L. Wong, Yee Sin Leo et Chorh Chuan Tan, « COVID-19 in Singapore—Current experience critical global issues that require attention and action », *Global Health JAMA*, vol. 323, n° 13, 20 février 2020, p. 1243-1244.
72. Melissa A. McLeod, « Protective effect of maritime quarantine in South Pacific jurisdictions, 1918-19 influenza pandemic », art. cité.
73. Éditorial, « Emerging SARS-CoV-2 variants : shooting the messenger », *Lancet Infect Dis*, vol. 22, n° 1, janvier 2022, p. 1.
74. Giulia Pullano *et al.*, « Novel coronavirus (2019-nCoV) early-stage importation risk to Europe, January 2020 », *Euro Surveill*, vol. 25, n° 4, janvier 2020.
75. Luke Taylor, « World Health Organization to begin negotiating international pandemic treaty », *BMJ*, vol. 375, 2021.
76. *Ibid.*

VI. Les systèmes politiques confrontés aux épidémies

1. André Comte-Sponville, « J'aime mieux attraper le Covid-19 dans un pays libre qu'y échapper dans un État totalitaire », *L'Écho*, 27 mai 2020.
2. Johns Hopkins Coronavirus Resource Center, Mortality analyses, 28 décembre 2021.
3. Global Health Security Index, « Building collective action and accountability », 2019.
4. Sarah L. Dalglish, « COVID-19 gives the lie to global health expertise », *Lancet*, vol. 395, n° 10231, 11 avril 2020, p. 1189.
5. *Ibid.*
6. Global Health Security Index, « Advancing collective action and accountability amid global crisis », *op. cit.*, p. 8.
7. *Ibid.*
8. Fran Baum *et al.*, « Explaining Covid-19 performance : what factors might predict national responses ? », *BMJ*, vol. 372, 29 janvier 2021.
9. House of Commons, « Coronavirus : lessons learned to date », *op. cit.*, p. 44.
10. *Ibid.*
11. Lucy C. Okell *et al.*, « Have deaths from COVID-19 in Europe plateaued due to herd immunity ? », *Lancet*, vol. 395, n° 10241, 20 juin 2020, p. 110-111.
12. Paul Benkimoun *et al.* « Confinement : les vingt jours où tout a basculé au sommet de l'État », art. cité.
13. Discours d'Emmanuel Macron du 12 mars 2020.
14. House of Commons, « Coronavirus : lessons learned to date », *op. cit.*, p. 45.
15. NHS, *Health and Social Care Influenza Pandemic Preparedness and Response*, 2012.
16. Données Santé publique France, enquêtes CoviPrev.
17. Benjamin J. Cowling *et al.*, « Impact assessment of non-pharmaceutical interventions against coronavirus disease 2019 and influenza in Hong Kong : an observational study », art. cité.
18. Joshua S. Weitz *et al.*, « Awareness-driven behavior changes can shift the shape of epidemics away from peaks and toward plateaus, shoulders, and oscillation », *PNAS*, vol. 117, n° 51, 1er décembre 2020, p. 32764-32771.
19. *Ibid.*
20. Fran Baum *et al.*, « Explaining Covid-19 performance : what factors might predict national responses ? », art. cité.
21. CDC, Budget Request Overview.
22. *Le Figaro* avec AFP, « Interdictions d'exporter dans l'UE : des blessures "longues à guérir" », 3 juillet 2020.
23. Adresse aux Français du président de la République Emmanuel Macron, 12 mars 2020.
24. Adresse aux Français du président de la République Emmanuel Macron, 16 mars 2020.

25. ONU, Centre régional d'information pour l'Europe occidentale, « L'espace Schengen : un anniversaire sur fond de fermeture de frontières ».
26. Commission européenne, Stratégie européenne en matière de vaccins.
27. Elian Peltier, « The European Union pulls ahead of the United States in vaccinations », *The New York Times*, 29 juillet 2021.
28. MedicalXpress, « EU chief says 70 % of adults in the bloc fully vaccinated », 31 août 2021.
29. Commission européenne, « HERA : getting ready for future health emergencies », 16 septembre 2021.
30. Caitlin Oprysko et Susannah Luthi, « Trump labels himself "a wartime president" combating coronavirus », *Politico*, 18 mars 2020.
31. OMS, « Un avenir plus sûr », rapport cité.
32. Carl von Clausewitz, *De la guerre*, Livre I, trad. par J.-B. Neuens, Flammarion, coll. « GF », p. 57.
33. OMS, « Un avenir plus sûr », rapport cité.
34. Carl von Clausewitz, *De la guerre, op. cit.*, p. 142.
35. Marc Bloch, *L'Étrange Défaite. Témoignage écrit en 1940*, Société des Éditions Franc-Tireur, 1946.
36. Fabrice Lhomme et Gérard Davet, « La France et les épidémies : 2005-2007, le temps de "l'armement" », *Le Monde*, 3 mai 2020.
37. Dwight D. Eisenhower, Remarks at the National Defense Executive Reserve Conference, 14 novembre 1957.
38. A. D. Langmuir, J. M. Andrews, « Biological warfare defense. 2. The Epidemic Intelligence Service of the Communicable Disease Center », art. cité
39. Anne-Claude Crémieux, *Gouverner l'imprévisible*, *op. cit.*
40. Bill Gates, « The next epidemic — Lessons from Ebola », art. cité.
41. Eli Y. Adashi et I. Glenn Cohen, « The Pandemic Preparedness Program : Reimagining public health », *JAMA*, vol. 327, n° 3, 6 janvier 2022, p. 219-220.

VII. Les sociétés face à la crise

1. House of Commons, « Coronavirus : lessons learned to date », *op. cit.*
2. Académie nationale de médecine, « Pandémie de Covid-19 : mesures barrières renforcées pendant le confinement et en phase de sortie de confinement », communiqué de presse, 2 avril 2020.
3. Guillaume Durand sur Radio Classique le 12 mai 2021 ; sur le plateau de *C dans l'air* le 9 juillet 2021.
4. Calendrier vaccinal BEH 300421 (Introduction).
5. Avis du Conseil scientifique du 20 avril 2020.
6. Tribune intitulée « Masqués mais en liberté ! », dans laquelle plusieurs médecins appellent les Français au respect des gestes barrières pour « éviter un nouveau reconfinement », art. cité.
7. « Comment évolue l'adhésion des Français aux mesures de prévention contre la Covid-19 ? », Résultats de la vague 28 de l'enquête CoviPrev

(28 septembre – 5 octobre 2021), Santé publique France.
8. David S. Jones et Scott H. Podolsky, « Mask wars », art. cité
9. André Comte-Sponville, « Le vaccin est bon pour la santé, le passe mauvais pour la liberté », *L'Express*, 3 septembre 2021.
10. « Comment évolue l'adhésion des Français aux mesures de prévention contre la Covid-19 ? », Résultats de la vague 30 de l'enquête CoviPrev (30 novembre – 7 décembre 2021), Santé publique France.
11. Conseil d'analyse économique, Miquel Oliu-Barton *et al.*, « L'impact des pass sanitaires sur le taux de vaccination, la santé et l'économie », n° 078, janvier 2022.
12. Liam Drew, « Did COVID vaccine mandates work ? What the data say », *Nature*, 7 juillet 2022.
13. *Financial Times*, « Is the "science" behind the lockdown any good », 28 mai 2020.
14. Scientific Advisory Group for Emergencies (SAGE), GOV.UK, avis du 18 décembre.
15. Government Office for Science et sir Patrick Vallance, « It's not true COVID-19 modellers look only at worst outcomes », *op. cit.*
16. Site de la BBC, 27 décembre 2021.
17. Sir Patrick Vallance, « It's not true COVID-19 modellers look only at worst outcomes », *The Times*, 24 décembre 2022.
18. Philip Ball, « The big idea : should scientists run the country ? », *The Guardian*, 27 septembre 2021.
19. CDC, « Covid-death risk ratio for select age-groups and comorbid conditions », mars 2022.
20. Conseil scientifique, avis du 12 janvier 2021.
21. Enquête CoviPrev, Santé publique France.
22. Wellcome Global Monitor, « How Covid-19 affected people's lives and their views about science », 2020.
23. *Ibid.*
24. André Comte-Sponville, « Le sort des jeunes au temps du Covid-19, j'en pleurerais », France Inter, 24 septembre 2021.
25. Allocution du président de la République sur le coronavirus, 12 mars 2021.
26. Académie nationale de médecine, « Âgisme et tensions intergénérationnelles en période de Covid-19 », communiqué de presse, 18 avril 2020.
27. France Info, « Emmanuel Macron écarte le confinement prolongé des personnes âgées : "C'était une perspective totalement désespérante" selon un médecin », 18 avril 2020.
28. Nicolas Hoertel *et al.*, « A stochastic agent-based model of the SARS-CoV-2 epidemic in France », *Nature Medicine*, vol. 26, 14 juillet 2020, p. 1417-1420.
29. *BMJ*, « The BMJ interview : Chris Whitty, England's chief medical officer, on Covid-19 », vol. 371, 4 novembre 2020.

30. Élodie Lepage, « L'épineuse question de l'isolement des seules personnes vulnérables face au Covid-19 », *L'Obs*, 19 février 2021.
31. David M. Morens, Gregory K. Folkers et Anthony S. Fauci, « The concept of classical herd immunity may not apply to COVID-19 », *The Journal of Infectious Diseases*, 21 mars 2022.
32. Cécile Tran Kiem *et al.*, « SARS-CoV-2 transmission across age groups in France and implications for control », *Nature*, vol. 12, nº 6895, 25 novembre 2021.
33. Académie nationale de médecine, « La pandémie n'est pas finie », communiqué de presse, 24 mars 2022.
34. Élodie Lepage, « Covid-19 : "Arrêtons de culpabiliser les jeunes !" », *L'Obs*, 8 septembre 2020.
35. Victoria J.E. Long et Jean C.J. Liu, « Behavioral changes during the Covid-19 pandemic : results of a national survey in Singapore », *Ann Acad Med Singap*, vol. 50, nº 3, mars 2021, p. 222-231.
36. Sonia Saxena, Helen Skirrow et Kate Wighton, « Should the UK vaccinate children and adolescents against Covid-19 ? », *BMJ*, vol. 374, 23 juillet 2021.
37. Données Santé publique France du 30 septembre 2021.
38. Anne-Claude Crémieux, *Gouverner l'imprévisible*, *op. cit.*
39. Richard Krause, « The swine flu and the fog of epidemics », *Emerg Infect Dis*, janvier 2006, vol. 12, nº 1, p. 40-43.
40. Philippe Kourilsky, *Le Principe de précaution*, Odile Jacob, 2000, p. 350 et 355.
41. ECDC, « COVID-19 in children and the role of school settings in COVID-19 transmission - first update », 23 décembre 2020.
42. Yann Algan et Daniel Cohen, « Les Français au temps du Covid-19 : économie et société face au risque sanitaire », *Notes du Conseil d'analyse économique*, vol. 66, nº 2, 2021, p. 1-12.
43. *The New York Times,* « Coronavirus Year 3 », 31 décembre 2021.
44. Paul Le Grouyer, Lucie Pastor, *La Grippe espagnole, la grande tueuse*, production Cinetevé.
45. Anne-Claude Crémieux, *Gouverner l'imprévisible*, *op. cit.*, p. 62 ; interview au *Soir*, 27 octobre 2021.
46. « Trump called the coronavirus "deadly" in private while minimizing its risks in public, book reveals », art. cité.
47. Claude Hannoun, *La Grippe, ennemie intime. Itinéraire d'un virologue*, Balland, 2009.

VIII. La crise, facteur d'innovation

1. Élodie Lepage, « Pour réussir le déconfinement, il faut tester dès maintenant », art. cité.
2. Francis S. Collins, « Lessons learned from leading NIH », *Science*, vol. 375, nº 6577, 6 janvier 2022, p. 123.

3. Epi-phare, Stéphane Le Vu *et al.*, « Association entre les vaccins COVID-19 à ARN messager et la survenue de myocardite et péricardite chez les personnes de 12 à 50 ans en France », 8 novembre 2021.
4. Bridget M. Kuehn, « Myocarditis adverse event less common after COVID-19 vaccine booster », *JAMA*, vol. 327, n° 14, 12 avril 2022, p. 1324.
5. Julie Leask, « Vaccines — lessons from three centuries of protest », *Nature*, 21 septembre 2020.
6. Agence nationale de sécurité du médicament et des produits de santé, « Vaccins pandémiques grippe A(H1N1) et narcolepsie », point d'information du 19 mars 2013.
7. Rina Rappuoli *et al.*, « Vaccinology in the post–COVID-19 era », *PNAS*, vol. 118, n° 3, 11 janvier 2021, e2020368118
8. Dorottya Laczkó *et al.*, « A single immunization with nucleoside-modified mRNA vaccines elicits strong cellular and humoral immune responses against SARS-CoV-2 in mice », *Imunity*, vol. 53, n° 4, 13 octobre 2020, p. 724-732.
9. Norbert Pardi *et al.*, « Zika virus protection by a single low-dose nucleoside-modified mRNA vaccination », *Nature*, vol. 543, n° 7644, 9 mars 2017, p. 248-251.
10. Rina Rappuoli *et al.*, « Vaccinology in the post–COVID-19 era », art. cité.
11. Smriti Mallapaty *et al.*, « How COVID vaccines shaped 2021 in eight powerful charts », *Nature*, 16 décembre 2021.
12. Francis S. Collins, « Lessons learned from leading NIH », art. cité.
13. David M. Morens, Jeffery K. Taubenberger et Anthony S. Fauci, « Universal coronavirus vaccines – An urgent need », art. cité.
14. Rina Rappuoli *et al.*, « Vaccinology in the post–COVID-19 era », *op. cit.*
15. Giulia Pullano *et al.*, « Evaluating the effect of demographic factors, socioeconomic factors, and risk aversion on mobility during the COVID-19 epidemic in France under lockdown : a population-based study », *The Lancet Digital Health*, vol. 2, n° 12, décembre 2020, p. 629-680.
16. Kevin A. Brown *et al.*, « The mobility gap : estimating mobility thresholds required to control SARS-CoV-2 in Canada », *CMAJ*, vol. 193, n° 17, 26 avril 2021, p. 592-600.
17. Dyani Lewis, « Why many countries failed at COVID contact-tracing – but some got it right », art. cité.
18. Sangchul Park, Gina Jeehyun Choi et Haksoo Ko, « Information technology-based tracing strategy in response to COVID-19 in South Korea—Privacy controversies », *JAMA*, vol. 323, n° 21, 2020, p. 2129-2130.
19. James O'Connell et Derek O'Keeffe, « Contact tracing for Covid-19—A digital inoculation against future pandemics », art. cité.
20. Chris Wymant *et al.*, « The epidemiological impact of the NHS COVID-19 app », art. cité.
21. Jim O'Neill, « Tackling drug-resistant infections globally : final report and recommendations », *The Review on Antimicrobial Resistance,* mai 2016.

IX. Et après ?

1. Ewen Callaway, « Beyond Omicron : what's next for COVID's viral evolution », *Nature*, 7 décembre 2021.
2. Angkana T. Huan *et al.*, « A systematic review of antibody mediated immunity to coronaviruses : kinetics, correlates of protection, and association with severity », *Nat Commun*, vol. 11, n° 1, 17 septembre 2020, p. 4704.
3. Jeffrey Shaman et Marta Galanti, « Will SARS-CoV-2 become endemic ? », *Science*, vol. 370, n° 6516, 14 octobre 2020.
4. David M. Morens, Jeffery K. Taubenberger et Anthony S. Fauci, « Universal coronavirus vaccines – An urgent need », art. cité.
5. Cécile Tran Kiem *et al.*, « Short and medium-term challenges for COVID-19 vaccination : from prioritisation to the relaxation of measures », Institut Pasteur, 6 avril 2021.
6. Smriti Mallapaty *et al.*, « How COVID vaccines shaped 2021 in eight powerful charts », *op. cit.*
7. K.A. Callow *et al.*, « The time course of the immune response to experimental coronavirus infection of man », *Epidemiol Infect*, vol. 105, n° 2, octobre 1990, p. 435-446.
8. Pour des explications sur l'immunité, voir : https ://www.inserm.fr/c-est-quoi/memoire-lymphocyte-c-est-quoi-etre-immunise/
9. « Everyone and their mother is studying SARS-CoV-2 now », dans Cassandra Willyard, « What the Omicron wave is revealing about human immunity », art. cité.
10. Ewen Callaway, « Beyond Omicron : what's next for COVID's viral evolution », art. cité.
11. Markus Hoffmann *et al.*, « SARS-CoV-2 variant B.1.617 is resistant to bamlanivimab and evades antibodies induced by infection and vaccination », *Cell Rep*, vol. 36, n° 3, 20 juillet 2021, p. 109415.
12. Kai Kupferschmidt et Gretchen Vogel, « Omicron threat remains fuzzy as cases explode », *Science*, vol. 375, n° 6576, 7 janvier 2022, p. 9-10.
13. Ewen Callaway, « Beyond Omicron : what's next for COVID's viral evolution », art. cité.
14. K.A. Callow *et al.*, « The time course of the immune response to experimental coronavirus infection of man », art. cité.
15. Scientific Advisory Group for Emergencies (SAGE), GOV.UK, « SAGE 105 minutes : Coronavirus (COVID-19) response », 10 février 2022
16. Meredith Wadman, « When is a pandemic "over" ? », *Science*, 4 mars 2022.
17. David M. Morens, Gregory K. Folkers et Anthony S. Fauci, « The concept of classical herd immunity may not apply to COVID-19 », art. cité.
18. « Endemic refers to the constant presence and/or usual prevalence of a disease or infectious agent in a population within a geographic area », dans CDC, « Principles of epidemiology in public health practice, third edition. An introduction to applied epidemiology and biostatistics ».

19. Scientific Advisory Group for Emergencies (SAGE), GOV.UK, « Covid-19 medium-term scenarios », 15 février 2022.
20. Marc Lipsitch, « Breakthrough infections in vaccinated individuals- measurement, causes and impact », *Nature Reviews Immunology*, vol. 22, 2022, p. 57-65.
21. Ewen Callaway, « Beyond Omicron : what's next for COVID's viral evolution », art. cité.
22. Scientific Advisory Group for Emergencies (SAGE), GOV.UK, « Covid-19 medium-term scenarios », *op. cit.*
23. Robert Burioni et Eric J. Topol, « Has SARS-CoV-2 reached peak fitness ? », *Nature Medicine*, vol. 27, 2021, p. 1323-1324.
24. « Covid-19 : la propagation du variant Omicron va mettre fin à la phase pandémique, estime l'EMA », LCI, 12 janvier 2022.
25. Anne-Claude Crémieux, *Gouverner l'imprévisible, op. cit.*, « Après la crise », p. 99.
26. NHS, « Health and social care influenza pandemic preparedness and response », *op. cit.*
27. Gareth Iacobucci, « UK was advised to stockpile PPE and screen travellers in 2016 after coronavirus modelling », *BMJ*, vol. 375, 11 octobre 2021.
28. Lawrence O. Gostin et Jennifer B. Nuzzo, « Twenty years after the Anthrax terrorist attacks of 2001 : Lessons learned and unlearned for the COVID-19 response », *JAMA*, vol. 326, n° 20, 27 octobre 2021, p. 2009-2010; et Eli Y. Adashi et I. Glenn Cohen, « The Pandemic Preparedness Program : Reimagining public health », art. cité.
29. Anne-Claude Crémieux, *Gouverner l'imprevisible*, *op. cit.*, introduction, p. 3.
30. Luke Taylor, « Covid-19 : True global death toll from pandemic is almost 15 million, says WHO », *BMJ*, vol. 377, 6 mai 2022.
31. Angel Desai, « Twentieth-century lessons for a modern coronavirus pandemic », *JAMA*, vol. 323, n° 21, 27 avril 2020, p. 2118-2119.
32. House of Commons, « Coronavirus : lessons learned to date », *op. cit.*, p. 134, n° 69.
33. Jennifer B. Nuzzo et Lawrence O. Gostin, « The first 2 years of COVID-19 : Lessons to improve preparedness for the next pandemic », *JAMA*, vol. 327, n° 3, 6 janvier 2022, p. 217-218.
34. *Ibid.*
35. Roni Caryn Rabin, « The C.D.C. will undergo a comprehensive re-evaluation, the agency's director said », *The New York Times*, 6 avril 2022.
36. Denise Koo et Stephen B. Thacker, « In snow's footsteps : Commentary on shoe-leather and applied epidemiology », *Am J Epidemiol*, vol. 172, n° 6, 15 septembre 2010, p. 737-739.
37. Angel Desai, « Twentieth-century lessons for a modern coronavirus pandemic », art. cité.
38. Trisha Greenhalgh, « Face mask for the public during the covid-19 crisis », *BMJ*, vol. 369, 9 avril 2020.

Table

III. LA RELATION COMPLEXE ENTRE LES POLITIQUES ET LES SCIENTIFIQUES

IV. LE DÉBAT SCIENTIFIQUE : CONTRADICTIONS ET PROGRÈS

V. ARRÊTER UNE ÉPIDÉMIE

VI. LES SYSTÈMES POLITIQUES CONFRONTÉS AUX ÉPIDÉMIES

VII. LES SOCIÉTÉS FACE À LA CRISE

VIII. LA CRISE, FACTEUR D'INNOVATION

IX. ET APRÈS ?

Cet ouvrage a été imprimé en France par
CPI Brodard & Taupin
Avenue Rhin et Danube
72200 La Flèche (France)

pour le compte des Éditions Fayard
en septembre 2022

Photocomposition Belle Page

PAPIER À BASE DE
FIBRES CERTIFIÉES

Fayard s'engage pour
l'environnement en réduisant
l'empreinte carbone de ses livres.
Celle de cet exemplaire est de :
550 g éq. CO_2
Rendez-vous sur
www.fayard-durable.fr

N° d'édition : 33-2695-4/01 - N° d'impression : 3049042